BIBLE DU YOGA SUR CHAISE

pour

PERSONNES AÎNÉES DE PLUS DE 70 ANS

Exercices Rapides Et Simples À Faible Impact Pour Perdre Du Poids, Développer L'équilibre Et Renforcer La Confiance

DR. FRANK ELTON

Tous droits réservés.

Aucune partie de cette publication ne peut être reproduite, distribuée ou transmise sous quelque forme ou par quelque moyen que ce soit, y compris la photocopie, l'enregistrement ou d'autres méthodes électroniques ou mécaniques, sans l'autorisation écrite préalable de l'éditeur, sauf dans le cas de brèves citations incorporées. dans des critiques critiques et dans certaines autres utilisations non commerciales autorisées par la loi sur le droit d'auteur.

Droits d'auteur © Dr. Frank Elton, 2024.

Table Des Matières

A PROPOS DE L'AUTEUR

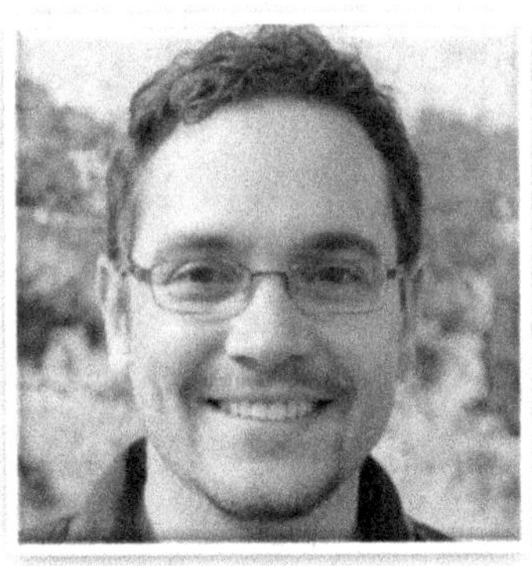 **Dr. Frank Elton** est un spécialiste reconnu de la santé et du bien-être avec plus de 10 ans d'expertise en physiothérapie et en nutrition. Il est titulaire d'un doctorat en physiothérapie et d'une maîtrise en nutrition de l'Université de Californie du Sud (Los Angeles), réputée pour son programme de sciences de la santé.

Le Dr. Elton a débuté sa carrière en pratique clinique, où il a créé des programmes personnalisés d'exercices et de réadaptation pour les personnes âgées cherchant à améliorer leur mobilité et leur bien-être général. Son approche empathique et son dévouement aux procédures fondées sur des preuves ont fait de lui une source fiable d'informations sur la santé et le bien-être des personnes âgées.

Au-delà de son travail auprès des personnes âgées, le Dr. Elton s'engage à rendre l'exercice accessible aux débutants et aux personnes de tous niveaux de condition physique. Il a écrit de nombreux livres et articles très appréciés sur l'exercice physique, la nutrition et le bien-être holistique des personnes âgées, fournissant des idées et des solutions pratiques pour améliorer la santé globale.

Le Dr. Elton, conférencier et éducateur bien connu, a fait des présentations lors de plusieurs conférences et séminaires sur la santé à travers le monde. Il est bien connu pour sa capacité à motiver et à enseigner au public les bienfaits de l'activité physique et d'un mode de vie sain tout au long de la vie.

En plus de ses activités professionnelles, le Dr. Elton aime faire des excursions en plein air, pratiquer le yoga et passer du temps avec sa famille. Son enthousiasme pour encourager la santé et la vitalité continue d'alimenter son objectif d'aider les autres à vivre une vie meilleure et plus satisfaisante.

CLAUSE DE NON-RESPONSABILITÉ

En tant qu'auteur expérimenté et praticien du yoga sur chaise, j'ai créé les exercices et les lignes directrices de ce livre pour offrir des conseils sûrs et efficaces aux personnes âgées de plus de 70 ans. Cependant, il est essentiel de reconnaître que les problèmes de santé et les capacités physiques diffèrent selon les individus.

Le contenu de ce livre est uniquement destiné à des raisons éducatives et informatives et ne doit pas être utilisé pour remplacer un avis médical professionnel, un diagnostic ou un traitement. Avant de commencer tout nouveau programme de remise en forme, surtout si vous avez des problèmes de santé préexistants ou si vous n'avez pas été physiquement actif depuis un certain temps, je vous conseille fortement d'en parler avec votre médecin.

Même si j'ai fait tous les efforts possibles pour garantir que les exercices soient sécuritaires et adaptés aux personnes âgées, la participation à tout programme de conditionnement physique comporte des risques inhérents. En suivant les exercices et les idées de ce livre, vous acceptez d'accepter l'entière responsabilité de votre santé et de votre bien-être.

Votre sécurité et votre santé sont mes principales préoccupations. Si vous ressentez une douleur, un inconfort ou d'autres problèmes de santé lors de l'exécution des exercices, veuillez arrêter immédiatement et demander l'aide d'un expert.

Merci de m'avoir rejoint dans cette aventure du yoga sur chaise. J'espère que ces pratiques amélioreront et bénéficieront à votre santé et à votre bien-être.

INTRODUCTION

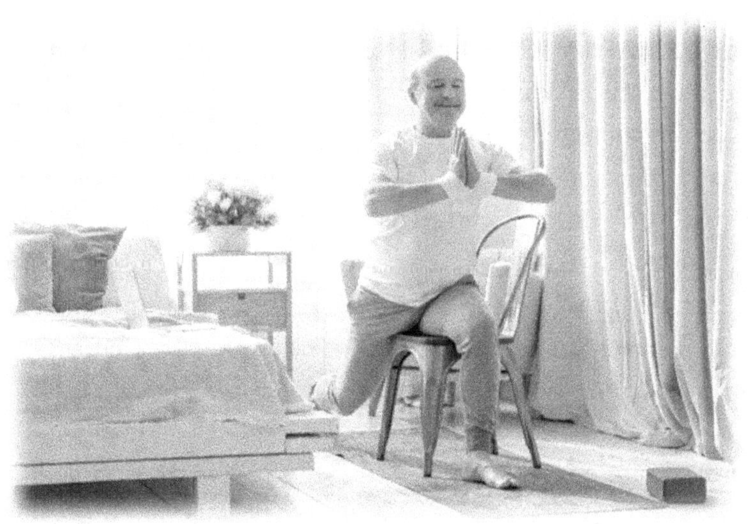

Chaque étape de la vie présente sa combinaison unique de difficultés et de plaisirs. Maintenir la santé et la vigueur tout au long de la vieillesse est à la fois une tâche et une récompense, avec le potentiel d'améliorer considérablement la qualité de vie. Cela est particulièrement vrai en termes de gestion du poids et d'activité physique. Les types d'exercices traditionnels peuvent devenir difficiles, voire impossibles, à mesure que nous vieillissons en raison de limitations de mobilité, d'inconfort articulaire ou d'autres problèmes de santé. Cependant, rester actif est essentiel pour une bonne santé, la gestion du poids et le bien-être général.

C'est là qu'entre en jeu le yoga sur chaise, un exercice doux mais puissant.

Le yoga sur chaise est une modification des pratiques de yoga conventionnelles qui se veut accessible à tous, quel que soit l'âge ou la condition physique. Il permet aux personnes âgées de bénéficier des bienfaits du yoga sans avoir à se mettre à terre ou à faire des positions difficiles. Le yoga sur chaise, qui utilise une chaise comme support, offre une technique sûre et adaptative pour étirer, renforcer et détendre le corps. Cet exercice est non seulement bénéfique pour la santé physique, mais favorise également la clarté cérébrale, la stabilité émotionnelle et le bien-être général.

En tant que chercheur et spécialiste du bien-être possédant une connaissance approfondie des méthodes de santé holistiques, j'ai personnellement été témoin du potentiel transformationnel du yoga sur chaise. Dans ce chef-d'œuvre, nous examinons comment cette technique douce peut devenir une partie de votre routine quotidienne, vous permettant de réduire votre poids, d'augmenter votre mobilité et d'améliorer votre bien-être général. Ce livre est destiné exclusivement aux personnes âgées de plus de 70 ans qui souhaitent une approche sûre, pratique et divertissante pour rester actives et en bonne santé.

Le contrôle du poids est l'un des objectifs clés du livre. Le yoga sur chaise est une approche modérée mais efficace pour brûler des calories, augmenter le métabolisme et perdre du poids. Les séquences et poses décrites dans ce livre visent à stimuler le métabolisme, à améliorer la digestion et à favoriser un poids santé. La pratique régulière du yoga sur chaise peut vous aider à atteindre et à maintenir un poids santé sans nécessiter d'exercices intenses ou à fort impact.

Maintenir la mobilité et la flexibilité devient plus vital à mesure que nous vieillissons. Le yoga sur chaise étire et renforce les muscles, améliore la santé des articulations et augmente la mobilité générale. Les mouvements et étirements légers décrits dans ce livre peuvent aider à soulager la raideur, à diminuer l'inconfort et à améliorer l'amplitude des mouvements. Ceci, à son tour, peut entraîner un meilleur équilibre et une meilleure coordination, réduisant ainsi le risque de chutes et d'accidents.

Le yoga sur chaise profite à la fois au bien-être physique et mental. Les méthodes de pleine conscience et de respiration utilisées dans le yoga sur chaise aident à détendre l'esprit, à réduire le stress et à améliorer la clarté mentale. Une pratique régulière peut améliorer l'attention, la mémoire et la stabilité émotionnelle. En incluant le yoga sur chaise dans votre routine, vous pouvez atteindre un sentiment de sérénité et de relaxation, qui améliore toute votre qualité de vie.

Dans les prochains chapitres, vous partirez pour un voyage de découverte et de transformation. Ce livre vous guidera étape par étape dans le monde du yoga sur chaise, vous donnant les connaissances, les compétences et la motivation dont vous avez besoin pour intégrer cette pratique dans votre routine quotidienne.

Le yoga sur chaise favorise la découverte de soi, le développement et l'autonomisation. En lisant les chapitres suivants, vous obtiendrez les informations, les capacités et la motivation nécessaires pour intégrer le yoga sur chaise dans votre pratique quotidienne. En adoptant cette pratique à la fois paisible et puissante, vous pouvez atteindre et maintenir un poids santé, augmenter votre mobilité et votre flexibilité, améliorer votre clarté mentale et vivre une vie brillante et pleine de sens.

CHAPITRE 1 : COMPRENDRE LE YOGA SUR CHAISE

Le yoga sur chaise est un style modifié dans lequel les postures et pratiques de yoga classiques sont rendues plus accessibles et réalisables en position assise ou soutenue par une chaise. Il est particulièrement destiné aux personnes à mobilité réduite, ayant des problèmes d'équilibre ou ayant des difficultés à se lever et à descendre du sol, ce qui en fait une excellente pratique pour les personnes âgées, les personnes handicapées ou toute personne se remettant d'un accident.

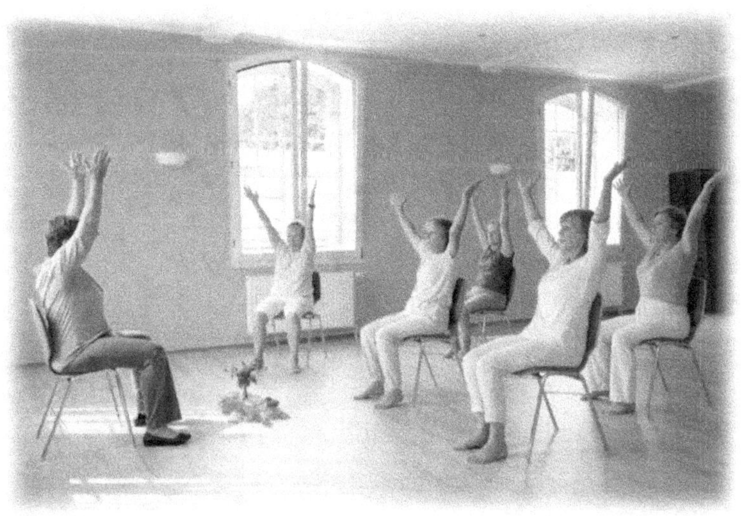

Les Origines Et Le Développement Du Yoga Sur Chaise

Le yoga, une pratique ancienne apparue en Inde il y a plus de 5 000 ans, est bien plus qu'un simple exercice physique ; il s'agit d'une approche globale du bien-être qui inclut l'esprit, le corps et l'âme. Le nom **"yoga"** vient du mot sanskrit **"Ouais,"** ce qui signifie combiner ou intégrer. Il a été créé comme une discipline spirituelle visant à atteindre l'harmonie et l'équilibre en soi et avec le cosmos. Le Rig Veda, l'une des plus anciennes écritures saintes, contient les premières allusions au yoga. Il décrit les cérémonies et les mantras exécutés par les prêtres védiques.

Le yoga a évolué au fil des âges vers de nombreux styles et écoles de pensée, notamment le Hatha Yoga, le Karma Yoga, le Bhakti Yoga et le Jnana Yoga. Le Hatha Yoga, qui met l'accent sur les postures physiques (asanas), les méthodes de respiration (pranayama) et la méditation (dhyana), a jeté les bases des pratiques de 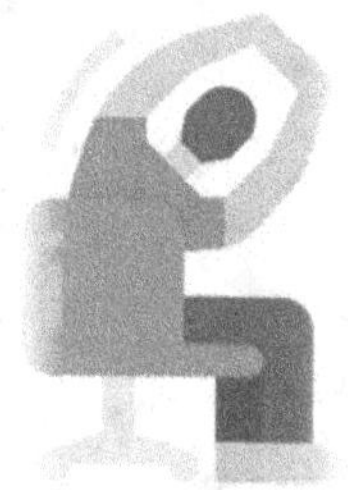 yoga actuelles. Cette croissance a été documentée dans des ouvrages historiques, notamment les Yoga Sutras de Patanjali, le Hatha Yoga Pradipika et la Bhagavad Gita.

L'introduction du yoga dans le monde occidental à la fin du XIXe et au début du XXe siècle a provoqué une profonde révolution. Des pionniers comme **Swami Vivekananda et**

Paramahansa Yogananda ont joué un rôle déterminant dans l'introduction des composantes spirituelles et intellectuelles du yoga en Occident. Cependant, c'est la pratique physique du Hatha Yoga qui est devenue extrêmement célèbre, grâce à des gourous renommés comme B.K.S. Iyengar, T. Krishnamacharya et Pattabhi Jois.

À mesure que le yoga devenait de plus en plus populaire, les pratiquants ont commencé à adapter sa pratique pour s'adapter à différents besoins et modes de vie. Cette polyvalence a abouti à la création de divers styles de yoga, notamment le Vinyasa, l'Ashtanga, le Bikram et le Restorative Yoga. Chaque style offrait des avantages distincts et répondait à une variété de niveaux de forme physique, de préférences et de problèmes médicaux.

Le yoga sur chaise, une version moderne du yoga traditionnel, a été créé pour rendre la pratique plus accessible aux personnes ayant des mouvements limités, comme les personnes âgées, les personnes handicapées et celles qui se remettent d'une blessure. Les débuts du yoga sur chaise remontent au travail d'enseignants tels que Lakshmi Voelker-Binder, qui a fondé « Lakshmi Voelker Chair Yoga » en 1982. Son approche visait à rendre le yoga accessible et flexible à tous, quelles que soient les capacités physiques.

L'objectif principal du yoga sur chaise est de donner les avantages du yoga conventionnel dans un cadre sûr et accessible. En utilisant une chaise comme support, les pratiquants peuvent exécuter des postures de yoga en position assise ou debout, ce qui simplifie le maintien de l'équilibre et de la stabilité. Cette adaptation réduit les risques de blessures et permet aux personnes ayant des difficultés de mobilité de profiter des avantages physiques, mentaux et émotionnels du yoga.

L'évolution du yoga sur chaise a été définie par l'invention et l'ingéniosité, les enseignants modifiant constamment les postures de yoga conventionnelles pour répondre aux exigences de leurs élèves. Les séances de yoga sur chaise comprennent souvent une gamme d'asanas, tels que des flexions avant, des flexions arrière, des torsions et des étirements, tous exécutés avec l'aide d'une chaise. Ces séances se concentrent également sur des exercices de respiration, des méthodes de relaxation et des activités de pleine conscience.

Sherry Zak Morris, qui a fondé la « Yoga Vista Academy » et créé un programme complet d'enseignement du yoga sur chaise, a joué un rôle crucial dans sa popularisation. Son travail a été essentiel pour préparer les instructeurs de yoga à guider les étudiants en toute sécurité et avec succès via des pratiques de yoga sur chaise. D'autres contributeurs importants incluent Peggy Cappy, dont la série PBS « Yoga for the Rest of Us » a popularisé le yoga sur chaise, en particulier auprès des personnes âgées.

L'intégration du yoga sur chaise dans les programmes de santé pour personnes âgées et les centres communautaires a apporté une contribution significative à sa croissance et à son accessibilité. De nombreuses résidences pour personnes âgées, institutions de vie avec services et cliniques de réadaptation incluent désormais des cours de yoga sur chaise dans leurs programmes de santé. Ces séances sont souvent conçues pour répondre aux besoins particuliers des personnes âgées, avec des ajustements et des changements pour s'adapter aux différents niveaux de forme physique et problèmes de santé.

De plus, des études ont montré que le yoga sur chaise a une bonne influence sur la santé des personnes âgées, soutenant son efficacité et préconisant son inclusion dans les programmes de santé et de bien-être. Par exemple, une recherche publiée dans le Journal of Geriatric Physical Therapy a découvert que le yoga sur chaise améliorait la fonction physique, la réduction de la douleur et la qualité de vie des personnes âgées souffrant d'arthrose.

L'introduction de la technologie numérique a également eu un impact énorme sur le développement et la diffusion du yoga sur chaise. Les plateformes en ligne, les conférences vidéo et les cours virtuels ont rendu le yoga sur chaise plus accessible aux personnes du monde entier. Les seniors peuvent désormais participer à des séances de yoga sur chaise dans le confort de leur foyer, dispensées par des professeurs qualifiés via des ateliers en ligne et des vidéos pédagogiques.

Les outils numériques ont également contribué à la formation et à la certification des instructeurs de yoga sur chaise, leur permettant ainsi d'atteindre et de servir un public plus large. Des organisations telles que le « Programme de certification de yoga sur chaise » proposent des cours de formation en ligne approfondis qui fournissent aux instructeurs les informations et les capacités nécessaires pour enseigner le yoga sur chaise de manière sûre et efficace.

L'avenir du yoga sur chaise est prometteur, avec des initiatives continues pour élargir sa portée et son accessibilité. À mesure que la population mondiale vieillit, la demande de techniques d'exercices inclusives et flexibles telles que le yoga sur chaise est susceptible d'augmenter. Les innovations technologiques, ainsi que la prise de conscience croissante des avantages du yoga pour les seniors, devraient encourager la croissance soutenue et la popularité du yoga sur chaise.

La collaboration interdisciplinaire entre les prestataires de soins de santé, les professeurs de yoga et les chercheurs améliorera la pratique et les connaissances du yoga sur chaise. Ce partenariat contribuera au développement de techniques fondées sur des données probantes, de programmes spécialisés et à l'intégration sûre et réussie du yoga sur chaise dans les efforts de santé et de bien-être des personnes âgées.

Pour résumer, le yoga sur chaise a évolué depuis ses origines anciennes dans le yoga traditionnel jusqu'à devenir une pratique moderne et accessible qui offre de multiples avantages aux personnes âgées et à toute personne à mobilité réduite. Sa croissance et sa popularité ont été alimentées par des enseignants engagés, des adaptations inventives et une compréhension croissante de l'importance des pratiques de remise en forme inclusives. À mesure que le yoga sur chaise évolue, il jouera sûrement un rôle important dans l'amélioration de la santé, du bien-être et de la vitalité des personnes âgées à travers le monde.

Avantages Du Yoga Sur Chaise Pour Les Seniors

Le yoga sur chaise est un type d'exercice facile et utile pour les personnes âgées, en particulier celles de plus de 70 ans qui peuvent avoir des limitations de mobilité, des problèmes d'équilibre ou des problèmes de santé chroniques. Ce type de yoga doux peut aider les personnes âgées à améliorer leur santé physique, leur bien-être émotionnel et leur vitalité générale.

Voici les principaux avantages du yoga sur chaise pour les seniors :

1. Flexibilité améliorée

La flexibilité diminue généralement avec l'âge en raison de la diminution de l'activité physique et du processus naturel de vieillissement. Le yoga sur chaise permet aux seniors de maintenir et d'augmenter leur souplesse en étirant doucement les muscles et les articulations. Une pratique régulière peut améliorer l'amplitude des mouvements, rendant les tâches courantes telles que tendre la main, se pencher et se tordre plus simples et plus confortables. Une flexibilité améliorée permet également d'éviter les blessures en gardant les muscles et les articulations flexibles et réactifs.

2. Force améliorée

Le maintien de la force musculaire est essentiel pour les personnes âgées qui souhaitent rester indépendantes et accomplir leurs tâches quotidiennes sans aide. Le yoga sur chaise consiste en des postures et des mouvements qui font travailler de nombreux groupes musculaires, vous permettant d'acquérir et de maintenir de la force sans risquer de vous blesser lors d'exercices plus difficiles. La force musculaire améliore la posture, l'équilibre et la stabilité physique totale, éléments essentiels pour éviter les chutes et autres accidents.

3. Meilleur équilibre et coordination

Les chutes constituent un problème majeur pour les personnes âgées, entraînant souvent des blessures catastrophiques et une perte d'autonomie. Le yoga sur chaise améliore l'équilibre et la coordination en augmentant la conscience et la stabilité du corps. Les personnes âgées qui pratiquent régulièrement le yoga sur chaise peuvent améliorer leur équilibre, leur permettant de marcher avec plus de confiance et réduisant leurs risques de chute. Une meilleure coordination permet également d'accomplir les tâches quotidiennes de manière plus efficace et plus sûre.

4. Gestion de la douleur

Les douleurs chroniques, notamment au niveau des articulations et du dos, sont un problème typique des personnes âgées. Le yoga sur chaise propose des mouvements modérés qui peuvent aider à soulager la douleur et la raideur en améliorant la circulation et en diminuant l'inflammation. Les poses et les étirements ciblant des zones particulières d'inconfort peuvent apporter un soulagement et augmenter le confort général. De plus, les techniques de relaxation utilisées en yoga sur chaise servent à soulager les tensions et le stress, ce qui peut minimiser l'impression d'inconfort.

5. Circulation améliorée

Une bonne circulation est essentielle à la santé générale car elle garantit que l'oxygène et les nutriments atteignent toutes les régions du corps. Le yoga sur chaise améliore la circulation en stimulant la circulation sanguine grâce à ses mouvements et ses positions. Une circulation améliorée aide les personnes âgées à maintenir une bonne peau, un bon fonctionnement des organes et un bon niveau d'énergie. Il améliore également la santé cardiovasculaire en réduisant le risque de caillots sanguins et en améliorant la santé cardiaque.

6. Fonction respiratoire améliorée

Les exercices de respiration sont une partie essentielle du yoga, en particulier du yoga sur chaise. Ces entraînements servent à renforcer les muscles respiratoires, à augmenter la capacité pulmonaire et à augmenter l'apport en oxygène. Pour les personnes âgées, une fonction respiratoire améliorée implique plus d'endurance, moins de fatigue et un risque moindre d'infections respiratoires. La respiration consciente favorise également la relaxation et la réduction du stress, ce qui améliore le bien-être mental et physique.

7. Clarté mentale et concentration

De nombreuses personnes âgées s'inquiètent de la détérioration cognitive, et des activités mentalement stimulantes pourraient les aider à préserver leur acuité mentale. Le yoga sur chaise combine des activités de pleine conscience et de méditation pour améliorer la clarté mentale et la concentration. Ces comportements aident les personnes âgées à être présentes et alertes, ce qui peut améliorer la mémoire et les performances cognitives. De plus, les caractéristiques contemplatives du yoga sur chaise encouragent la relaxation et réduisent l'anxiété, ce qui peut être bénéfique pour la santé mentale.

8. Réduction du stress

Le stress peut nuire à la santé physique et mentale, en particulier chez les personnes âgées. Le yoga sur chaise utilise des techniques de relaxation telles que la respiration profonde, la méditation et des étirements légers pour aider à soulager le stress. Une pratique régulière peut réduire les niveaux de cortisol (l'hormone du stress), favorisant ainsi une sensation de calme et de relaxation. Des niveaux de stress réduits favorisent un meilleur sommeil, une attitude plus positive et un système immunitaire plus fort.

9. Interactions sociales

De nombreuses personnes âgées sont confrontées à l'isolement social, ce qui peut conduire à la solitude et au désespoir. Participer à des cours de yoga sur chaise, en personne ou par voie électronique, permet le contact social et le développement communautaire. Ces séances offrent un environnement convivial dans lequel les aînés peuvent interagir avec les autres, partager leurs expériences et nouer des liens. L'interaction sociale est essentielle à la santé mentale et au bien-être général des personnes âgées, car elle les aide à se sentir connectées et soutenues.

10. Adaptabilité et accessibilité

L'un des avantages les plus importants du yoga sur chaise est sa polyvalence. Il convient aux personnes de différents niveaux de mobilité et de condition physique. Qu'une personne âgée se remette d'une opération chirurgicale, gère une maladie chronique ou cherche simplement une méthode modérée pour être active, le yoga sur chaise peut être adapté à ses besoins. Cette polyvalence garantit que chacun, quelle que soit sa capacité physique, puisse profiter des bienfaits du yoga.

11. Confiance et indépendance accrues

Les seniors qui profitent des avantages physiques et émotionnels du yoga sur chaise acquièrent souvent un sentiment de confiance et d'indépendance. Une force, une flexibilité et un équilibre améliorés permettent aux individus d'accomplir plus facilement les tâches quotidiennes, minimisant ainsi le besoin d'aide. Cette indépendance accrue améliore l'estime de soi et encourage une attitude positive envers la vie. Les personnes âgées qui se sentent capables et confiantes sont plus susceptibles de rester actives et impliquées dans leur communauté.

12. Bien-être holistique

Le yoga sur chaise favorise le bien-être général en abordant les éléments physiques, mentaux et émotionnels de la santé. Il encourage les personnes âgées à être proactives concernant leur santé en incluant l'exercice physique régulier, la pleine conscience et la relaxation dans leurs routines quotidiennes. Cette approche globale favorise la vitalité globale, permettant aux personnes âgées de vivre une vie plus saine et plus heureuse.

Enfin, le yoga sur chaise présente plusieurs bienfaits pour les seniors de plus de 70 ans, notamment en termes de santé physique, de bien-être émotionnel et d'implication sociale. Les personnes âgées qui intègrent le yoga sur chaise à leur routine quotidienne pourraient bénéficier d'une flexibilité, d'une force, d'un équilibre et d'une fonction respiratoire accrues, ainsi que d'une réduction du stress, d'une meilleure gestion de la douleur et d'une plus grande clarté mentale. L'adaptabilité et l'accessibilité du yoga sur chaise en font un excellent choix d'entraînement pour les seniors, leur permettant de préserver leur indépendance, de gagner en confiance et d'améliorer leur bien-être général.

Principes Et Pratiques Essentiels Du Yoga Sur Chaise

1. Accessibilité et inclusivité

L'un des éléments les plus importants du yoga sur chaise est son accessibilité. Le yoga traditionnel peut être difficile pour les personnes âgées, en particulier celles qui ont une mobilité réduite, des problèmes d'équilibre ou des douleurs chroniques. Le yoga sur chaise rend le yoga accessible à tous, quelle que soit votre condition physique. Les seniors peuvent exécuter diverses positions de yoga tout en étant soutenus par une chaise, éliminant ainsi le besoin de s'allonger sur le sol et de risquer de perdre l'équilibre.

Le yoga sur chaise s'adresse à un large éventail de capacités, ce qui en fait une pratique inclusive. Qu'une personne souffre d'arthrite, se remette d'une opération chirurgicale ou souhaite simplement une approche modérée pour rester active, le yoga sur chaise peut être adapté à ses besoins spécifiques. Cette inclusion garantit que les aînés peuvent maintenir un programme d'exercice régulier, ce qui favorise la santé physique et mentale.

2. Mouvement et rythme doux

Le yoga sur chaise met l'accent sur des exercices doux et une vitesse plus lente, bénéfiques pour les personnes âgées. La technique repose sur des mouvements réfléchis, régulés et doux pour les articulations et les muscles. Contrairement aux types d'exercices plus intenses, le yoga sur chaise réduit les risques de dommages tout en permettant aux personnes âgées de travailler dans leur zone de confort.

Le rythme plus lent du yoga sur chaise favorise une meilleure coordination et une meilleure attention. Les personnes âgées peuvent prendre leur temps pour apprendre chaque posture et bouger doucement, ce qui est particulièrement crucial pour les personnes ayant des problèmes d'équilibre ou de mobilité. Cette technique attentive améliore la conscience du corps et augmente l'efficacité globale de l'activité.

3. Adaptabilité et modifications

L'adaptabilité est un élément clé du yoga sur chaise. Chaque personne a des forces et des limites physiques distinctes, et le yoga sur chaise peut être adapté à ces variations. Les instructeurs proposent fréquemment des variantes de chaque position, permettant aux participants de sélectionner la version qui correspond le mieux à leurs capacités.

En fonction de la flexibilité de l'individu, une flexion assise vers l'avant peut être effectuée avec les mains atteignant les pieds ou simplement posées sur les cuisses. De même, une torsion assise peut être plus profonde ou simplifiée en fonction du niveau de confort du participant. Ces adaptations garantissent que chacun peut profiter des bienfaits du yoga sans se sentir frustré ou dépassé.

4. Concentrez-vous sur la respiration et la pleine conscience

Le yoga sur chaise met l'accent sur la respiration et la conscience. La pratique favorise une respiration profonde et consciente, qui aide à apaiser l'esprit et à détendre le corps. Les méthodes de respiration contrôlée, telles que la respiration diaphragmatique et la respiration alternative par les narines, sont fréquemment utilisées dans les séances de yoga sur chaise.

Une autre partie importante du yoga sur chaise est la pleine conscience ou la discipline consistant à rester complètement présent dans l'instant présent. Les participants sont invités à se concentrer sur leur respiration, leurs sensations corporelles et leurs mouvements, ce qui entraîne une sensation de calme et de clarté mentale. Cet exercice de pleine conscience améliore non seulement les avantages physiques du yoga, mais augmente également le bien-être mental et la réduction du stress.

5. Développer la force et la flexibilité

Le yoga sur chaise est une approche douce mais efficace pour améliorer la force et la flexibilité. De nombreuses postures de yoga sur chaise font travailler des zones musculaires particulières, ce qui contribue à augmenter le tonus musculaire et l'endurance. Par exemple, les levées de jambes assises ciblent les quadriceps et les fléchisseurs de la hanche, tandis que les levées de bras assis font travailler les épaules et le haut des bras.

Le yoga sur chaise aide à améliorer la flexibilité. Des étirements doux, tels que des étirements assis des ischio-jambiers et des flexions latérales, aident à élargir l'amplitude de mouvement des articulations et des muscles. Une flexibilité améliorée peut réduire les risques de blessures tout en augmentant la mobilité générale, rendant ainsi les tâches quotidiennes plus faciles et plus agréables pour les personnes âgées.

6. Améliorer l'équilibre et la stabilité

L'équilibre est une facette importante de la santé physique, particulièrement chez les personnes âgées, car les chutes peuvent entraîner des blessures importantes. Le yoga sur chaise intègre des positions qui améliorent l'équilibre et la stabilité, essentielles pour éviter les chutes. Par exemple, les marches assises et les levées de talons développent la force et la coordination des jambes, mais les poses debout qui utilisent la chaise comme support, comme la pose d'un arbre soutenu, améliorent l'équilibre général.

La pratique régulière de ces poses améliorant l'équilibre peut considérablement minimiser les risques de chutes tout en augmentant la confiance dans les activités quotidiennes. Les personnes âgées qui pratiquent le yoga sur chaise déclarent généralement se sentir plus solides et plus confiantes dans leurs capacités physiques.

7. Promouvoir la relaxation et le soulagement du stress

Le yoga sur chaise est bien plus qu'une simple activité physique ; c'est aussi une question de relaxation et de réduction du stress. La combinaison de mouvements doux, d'une respiration régulée et d'une conscience détend le système nerveux. Cette réaction de relaxation réduit les hormones du stress, abaisse la tension artérielle et favorise une sensation de calme.

De nombreux cours de yoga sur chaise se terminent par une phase de relaxation au cours de laquelle les participants peuvent fermer les yeux, se concentrer sur leur respiration et relâcher toute tension. Cette pratique, appelée savasana ou position de relaxation, permet au corps et à l'esprit de se reposer et de se revitaliser. Cette relaxation peut améliorer le sommeil, l'attitude et le bien-être général des personnes âgées.

8. Connexions sociales et communauté

Les cours de yoga sur chaise peuvent favoriser un sentiment de communauté et de lien social, ce qui est très bénéfique pour les personnes âgées. Participer à un cours de groupe encourage les personnes âgées à interagir avec les autres, à partager leurs expériences et à nouer des amitiés. Cette composante sociale peut contribuer à atténuer la solitude et l'isolement des personnes âgées.

De nombreux programmes de yoga sur chaise offrent un environnement convivial et sans jugement. Les instructeurs et les participants favorisent ensemble un environnement dans lequel chacun se sent bienvenu et apprécié. Ce sentiment d'appartenance peut améliorer l'expérience globale du yoga sur chaise et encourager les aînés à continuer de pratiquer.

9. Encourager la cohérence et la routine

La cohérence est essentielle pour profiter des avantages du yoga sur chaise. Une pratique régulière permet de développer et de maintenir la force physique, la flexibilité et l'équilibre au fil du temps. Le yoga sur chaise permet aux personnes âgées de créer un modèle, ce qui simplifie l'inclusion de l'exercice dans leur vie quotidienne.

Pour maintenir la cohérence, de nombreux instructeurs de yoga sur chaise préconisent de planifier des séances de pratique et d'augmenter progressivement la durée et l'intensité de chacune. Les seniors peuvent construire un programme de yoga durable et agréable en commençant par des séances courtes et modérées et en augmentant progressivement l'intensité.

10. Approche holistique du bien-être

Le yoga sur chaise est une approche globale du bien-être qui aborde non seulement la santé physique mais également le bien-être mental, émotionnel et social. Le yoga sur chaise aide les personnes âgées à maintenir un mode de vie équilibré et sain en incluant des exercices modérés, de la respiration, de la conscience et de la relaxation.

Cette approche holistique reconnaît que la santé est complexe et liée. Les personnes âgées peuvent bénéficier du yoga sur chaise en améliorant leur santé physique, en réduisant leur niveau de stress, en augmentant leur clarté mentale et en se sentant plus connectées à leur communauté. En raison de son approche complète du bien-être, le yoga sur chaise est un excellent choix pour les seniors qui cherchent à améliorer leur qualité de vie.

Pour résumer, les concepts et pratiques fondamentaux du yoga sur chaise en font une forme d'exercice accessible, adaptative et efficace pour les personnes âgées. Le yoga sur chaise favorise la santé et le bien-être en général en mettant l'accent sur les mouvements doux, la respiration et la conscience, la force et la flexibilité, l'équilibre et la stabilité, la relaxation et la réduction du stress, les liens sociaux et la cohérence. Le yoga sur chaise peut aider les personnes âgées de plus de 70 ans à maintenir leur forme physique, à perdre du poids et à améliorer leur qualité de vie globale.

CHAPITRE 2 : COMPRENDRE LA PERTE DE POIDS

Perdre du poids peut être un défi, surtout pour les personnes âgées. Notre corps subit de nombreux changements à mesure que nous vieillissons, ce qui peut avoir un impact sur notre métabolisme et rendre plus difficile la perte de poids. Comprendre ces changements et les obstacles courants auxquels les personnes âgées sont confrontées est essentiel pour créer des plans de perte de poids efficaces adaptés à leurs besoins individuels.

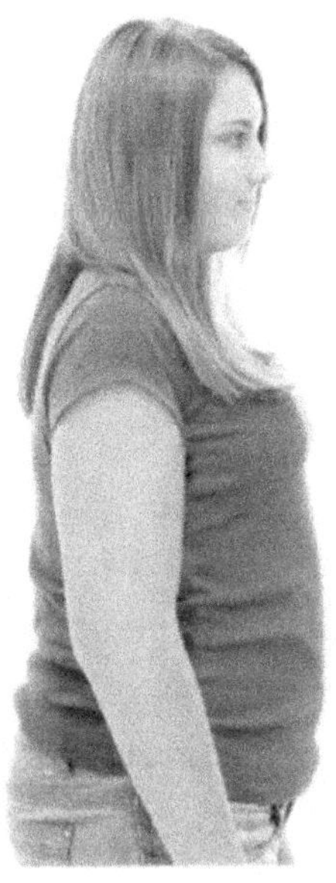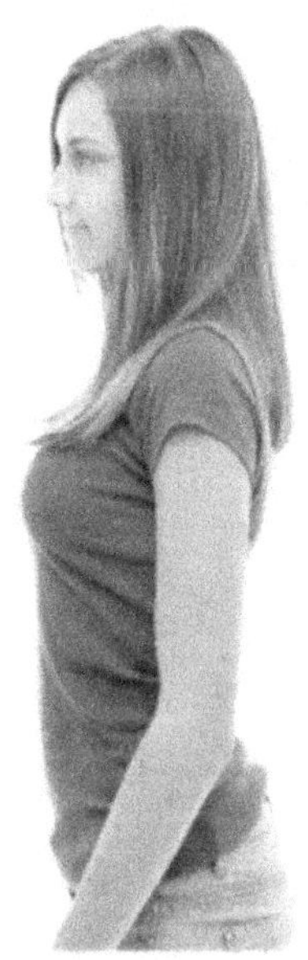

Changements dans le métabolisme

L'âge a un impact significatif sur le métabolisme, en particulier chez les personnes âgées de plus de 70 ans. Ces changements pourraient avoir un impact important sur la gestion du poids et sur la santé globale. Il est essentiel de comprendre les complexités du métabolisme du corps vieillissant afin de créer des stratégies qui aideront les personnes âgées à maintenir un poids santé.

➢ **Diminution du taux métabolique au repos (RMR) :** Le nombre de calories nécessaires à l'organisme pour maintenir ses fonctions essentielles au repos est appelé taux métabolique au repos (RMR). Notre RMR diminue naturellement avec l'âge en raison de l'atrophie musculaire. Étant donné que le tissu musculaire a une activité métabolique plus élevée que le tissu adipeux, il a besoin de plus d'énergie sous forme de calories pour fonctionner. La sarcopénie, ou la perte de masse musculaire liée au vieillissement, amène le corps à brûler moins de calories au repos, ce qui rend la gestion du poids plus difficile.

➢ **Modifications de la composition corporelle :** Le vieillissement est associé à des changements dans la composition corporelle, notamment une diminution de la masse musculaire maigre et une augmentation de la graisse corporelle. Une diminution du métabolisme pourrait également résulter de ce changement dans la composition corporelle, le tissu musculaire ayant une activité métabolique plus élevée que le tissu adipeux. Ce changement pourrait entraîner une diminution de la dépense énergétique globale, ce qui rendrait la prise de poids plus facile et la perte de poids plus difficile.

- ➢ **Changements hormonaux :** Les hormones contrôlent le métabolisme. Les changements hormonaux liés au vieillissement peuvent avoir un impact sur le métabolisme. Par exemple, une baisse des taux d'œstrogènes pendant la ménopause chez la femme peut entraîner des modifications dans la répartition de la graisse corporelle et une perte de masse musculaire maigre. Dans le même ordre d'idées, les niveaux de testostérone chez les hommes diminuent avec l'âge, ce qui peut avoir un impact sur le métabolisme et la croissance musculaire.

- ➢ **Modifications digestives :** La diminution de la production d'acide gastrique et le retard de la vidange gastrique sont deux modifications courantes de la fonction digestive associées au vieillissement. Ces changements peuvent avoir un impact sur la capacité de l'organisme à absorber et à digérer les nutriments, ce qui pourrait avoir un impact sur l'équilibre énergétique et le métabolisme en général.

- ➢ **Niveau d'activité physique :** Maintenir un métabolisme sain nécessite une activité physique. D'un autre côté, une baisse d'énergie, des douleurs chroniques ou une mobilité limitée peuvent amener de nombreuses personnes âgées à devenir moins actives à mesure qu'elles vieillissent. Une diminution de l'activité physique peut entraîner une perte de masse musculaire et une diminution de la dépense énergétique globale, ce qui peut ralentir davantage le métabolisme.

➢ **Utilisation nutritionnelle :** La capacité du corps à utiliser des nutriments comme les protéines, les graisses et les glucides peut changer avec l'âge. Les changements dans l'utilisation des nutriments peuvent avoir un impact sur l'équilibre énergétique, le métabolisme et le contrôle du poids.

➢ **Sensibilité à l'insuline :** À mesure que les gens vieillissent, en particulier les adultes sédentaires, leur sensibilité à l'insuline diminue. La capacité de l'organisme à traiter les glucides peut être affectée par cette diminution de la sensibilité à l'insuline, ce qui pourrait entraîner une prise de poids et d'autres problèmes métaboliques.

En raison des modifications de la masse musculaire, des déséquilibres hormonaux et de la diminution de l'activité physique, le métabolisme varie considérablement avec l'âge. Les adultes de plus de 70 ans peuvent avoir plus de mal à contrôler leur poids en raison de ces changements. Les personnes âgées peuvent gérer efficacement leur poids et améliorer leur santé et leur bien-être en général en identifiant ces changements et en utilisant des stratégies pour soutenir un métabolisme sain.

Obstacles typiques

Outre les altérations du métabolisme, les personnes âgées sont confrontées à divers défis qui pourraient entraver leurs tentatives de perte de poids :

➢ **Condition médicale :** Plusieurs conditions médicales peuvent empêcher les personnes âgées de perdre du poids. Des médicaments qui modifient le métabolisme ou l'appétit peuvent être nécessaires pour traiter des maladies chroniques comme le diabète, les maladies cardiaques et l'arthrite. De plus, ces conditions peuvent nuire à la mobilité et rendre difficile l'exercice. De plus, les personnes âgées qui ont des problèmes de santé spécifiques pourraient devoir suivre certaines directives alimentaires, ce qui rendrait la perte de poids plus difficile.

➢ **Effets secondaires médicaux :** De nombreux médicaments couramment prescrits aux patients âgés peuvent avoir des effets indésirables liés au poids. Chez certaines personnes, il a été démontré que les antidépresseurs, les antipsychotiques, les corticostéroïdes et les antihistaminiques favorisent la prise de poids. Les personnes âgées qui prennent des médicaments ayant cet effet secondaire pourraient avoir du mal à perdre du poids. Les personnes âgées qui prennent des médicaments peuvent discuter de leur régime avec leur médecin pour voir si des alternatives ne leur feront pas prendre du poids.

➢ **Restrictions physiques :** À mesure que les gens vieillissent, ils peuvent être confrontés à des restrictions physiques qui rendent plus difficile la pratique des formes d'exercice traditionnelles. Les personnes âgées peuvent avoir plus de difficulté à faire de l'exercice fréquemment en raison de problèmes de mobilité, d'inconfort articulaire et d'une diminution de l'endurance. Étant donné que le yoga sur chaise est une forme d'exercice douce qui peut améliorer la flexibilité, la force et l'équilibre sans exercer de pression excessive sur les articulations, il pourrait constituer un bon substitut pour les personnes âgées ayant des limitations physiques.

➢ **Besoins nutritionnels :** Les personnes âgées ont des besoins nutritionnels différents de ceux des personnes plus jeunes et elles doivent avoir une alimentation bien équilibrée pour répondre à ces besoins. Cependant, maintenir une alimentation équilibrée peut être difficile pour les personnes âgées pour diverses raisons. Par exemple, les changements de goût et d'odeur au cours de la vieillesse peuvent leur faire perdre l'appétit, ce qui réduit leur apport calorique. Les options alimentaires des personnes âgées peuvent également être limitées par des difficultés à avaler ou à digérer certains aliments.

➢ **Facteurs sociaux:** Les efforts des personnes âgées pour perdre du poids peuvent également être influencés par des facteurs sociaux. Les personnes âgées célibataires ou sans soutien social peuvent avoir du mal à suivre des habitudes alimentaires saines. De plus, les sentiments de désespoir ou de solitude peuvent conduire à une alimentation émotionnelle, ce qui peut nuire aux efforts visant à perdre du poids. Les aînés doivent rester en contact avec les autres et, si nécessaire, demander de l'aide à leurs amis, à leur famille ou à un groupe de soutien.

➢ **Motivation et état d'esprit :** Perdre du poids est difficile à tout âge, mais les personnes âgées peuvent être confrontées à des difficultés particulières en matière de motivation et de réflexion. S'ils ne voient pas de résultats immédiatement ou si leur développement prend plus de temps que prévu, les seniors pourraient se décourager. Les seniors doivent se fixer des objectifs raisonnables et reconnaître les petites victoires en cours de route. Les personnes âgées motivées et conservant une attitude positive pourront peut-être surmonter ces défis et atteindre leurs objectifs de perte de poids.

Une approche globale qui prend en compte les aspects psychologiques et physiques de la perte de poids est nécessaire pour faire face à ces changements métaboliques et à ces obstacles courants. En comprenant les facteurs qui influent sur le métabolisme et en reconnaissant les défis auxquels les personnes âgées peuvent être confrontées, nous pouvons développer des stratégies personnalisées pour les aider à atteindre un poids santé et à améliorer leur bien-être général.

Comment Le Yoga Sur Chaise Aide À Perdre Du Poids

La capacité du yoga sur chaise à favoriser la perte de poids est l'un de ses plus grands avantages. Le yoga sur chaise offre une alternative accessible et à faible impact aux formes d'exercices traditionnelles qui peuvent être difficiles à réaliser pour les personnes âgées, encourageant l'activité physique sans exercer de pression excessive sur le corps. Il s'agit d'un examen approfondi de la manière dont le yoga sur chaise peut aider les personnes âgées de plus de 70 ans à améliorer leur santé générale et à perdre du poids.

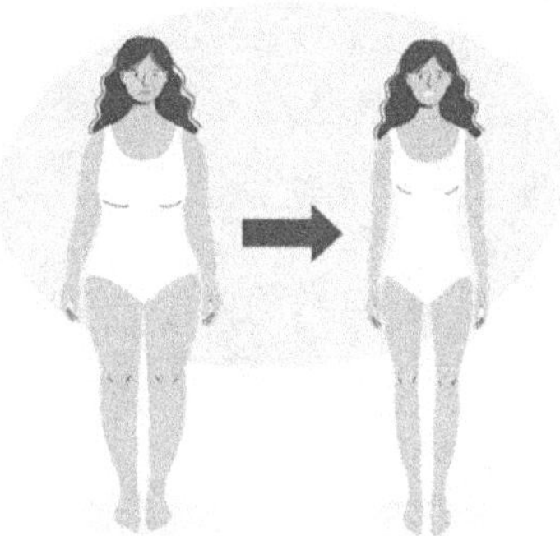

1. **Favorise l'exercice physique :** Faire de l'exercice régulièrement est essentiel pour gérer son poids. Cependant, les exercices traditionnels peuvent s'avérer difficiles pour les personnes âgées en raison de problèmes de mobilité, de douleurs articulaires ou d'autres problèmes de santé. Le yoga sur chaise offre une

alternative aux exercices à fort impact, permettant de maintenir un mode de vie actif. Les personnes âgées peuvent augmenter leur niveau d'activité physique, essentielle pour brûler des calories et maintenir un poids santé, en pratiquant le yoga sur chaise.

2. **Augmente le métabolisme :** À mesure que les gens vieillissent, leur métabolisme ralentit naturellement, ce qui rend plus difficile le maintien ou la réduction de leur poids. Le yoga sur chaise aide à augmenter le métabolisme, ce qui peut aider à compenser cela. Les postures douces et les mouvements qui augmentent la fréquence cardiaque du yoga sur chaise peuvent améliorer la circulation et la fréquence cardiaque, deux facteurs essentiels à l'augmentation du taux métabolique. Un métabolisme accru aide le corps à brûler des calories même au repos, ce qui aide les gens à perdre du poids et à éviter d'en reprendre.

3. **Construit de la masse musculaire :** Pour les seniors en particulier, le maintien de la masse musculaire est crucial pour contrôler son poids. Même au repos, les tissus musculaires brûlent plus de calories que les tissus adipeux. Le yoga sur chaise utilise une variété de poses de renforcement musculaire pour aider à développer et à préserver la masse musculaire. Ces entraînements favorisent la croissance et la force de divers groupes musculaires. Un taux métabolique au repos plus élevé, qui aide à brûler plus de calories tout au long de la

journée, est le résultat d'une plus grande masse musculaire.

4. **Améliore l'équilibre et la flexibilité :** Les personnes âgées dont la flexibilité et l'équilibre sont compromis sont plus susceptibles de mener une vie sédentaire et de prendre du poids. Le yoga sur chaise utilise des poses stabilisantes et des étirements doux pour augmenter la flexibilité et l'équilibre. Une flexibilité améliorée réduit les risques de blessures et un meilleur équilibre aide les personnes âgées à éviter les chutes, qui peuvent être gravement invalidantes. Les personnes âgées qui ont une meilleure flexibilité et un meilleur équilibre sont plus susceptibles de rester actives et de participer à d'autres activités physiques, ce qui peut les aider à perdre du poids.

5. **Diminue l'alimentation émotionnelle et le stress :** Les personnes âgées sont souvent confrontées au stress, ce qui peut entraîner une alimentation émotionnelle et une prise de poids. Le yoga sur chaise utilise des techniques de respiration et de pleine conscience pour réduire le stress et encourager la relaxation. Les personnes âgées qui mettent ces stratégies en pratique seront en mesure de gérer le stress plus efficacement et seront moins susceptibles de chercher de la nourriture en cas de besoin. Les techniques de pleine conscience du yoga sur chaise aident également les personnes âgées à devenir plus conscientes de leurs habitudes alimentaires, ce qui

favorise le contrôle des portions et des choix alimentaires plus sains.

6. **Améliore la santé cardiaque et vasculaire :** Le maintien de la santé cardiovasculaire est essentiel à la fois pour le bien-être général et pour le contrôle du poids. Les mouvements aérobies utilisés dans le yoga sur chaise augmentent la fréquence cardiaque et améliorent la forme cardiovasculaire. Une circulation accrue, un apport plus efficace d'oxygène aux tissus et une vitalité accrue découlent tous d'une meilleure santé cardiovasculaire. Les personnes âgées ayant une meilleure forme cardiovasculaire peuvent également participer à des activités physiques plus longues et plus intenses, ce qui les aidera à perdre encore plus de poids.

7. **Favorise la régularité et la cohérence :** Maintenir un programme d'exercice régulier est l'un des défis associés à la gestion du poids. Le yoga sur chaise étant flexible et accessible, les personnes âgées peuvent plus facilement l'intégrer à leur routine quotidienne. La facilité d'utilisation du yoga sur chaise favorise une pratique constante, essentielle pour atteindre les objectifs de perte de poids à long terme. Les seniors qui intègrent le yoga sur chaise à leur routine peuvent perdre du poids de manière durable et rester dévoués à leurs objectifs de mise en forme.

8. **Maintient une digestion appropriée :** Un système digestif efficace est nécessaire pour gérer le poids. Le yoga sur chaise intègre des poses et des mouvements particuliers qui améliorent la digestion et améliorent l'absorption des nutriments en stimulant le système digestif. Une meilleure digestion contribue à la décomposition efficace des aliments et protège contre des affections telles que la constipation et les ballonnements, qui peuvent entraîner une prise de poids. L'utilisation efficace des nutriments par le corps, qui favorise la santé générale et la gestion du poids, est un autre avantage d'un système digestif sain.

9. **Offre un choix de remise en forme à faible impact :** Les personnes âgées peuvent trouver les entraînements à fort impact difficiles et dangereux, augmentant ainsi leur risque de blessures qui restreignent davantage leur activité physique. Le yoga sur chaise présente un substitut à faible impact qui réduit les risques de blessures tout en conservant les avantages de l'exercice pour la santé. Les personnes âgées souffrant de diverses conditions médicales peuvent bénéficier du style doux du yoga sur chaise, qui leur permet de maintenir un mode de vie actif et de contrôler leur poids sans craindre de se blesser.

10. **Favorise une attitude optimiste :** Maintenir une attitude optimiste est essentiel pour un contrôle efficace du poids. Grâce à des exercices de pleine conscience, à

des techniques de méditation et de relaxation, le yoga sur chaise améliore la santé mentale. Ces exercices soutiennent la persévérance et la résilience des personnes âgées tout en les aidant à cultiver une attitude positive envers leur parcours de remise en forme. Les seniors qui adoptent une attitude positive sont plus motivés, ce qui leur permet de maintenir plus facilement leurs objectifs de perte de poids et de reconnaître leurs réalisations.

Conseils Utiles Pour Inclure Le Yoga Sur Chaise Dans Votre Programme De Perte De Poids

Les seniors peuvent utiliser les conseils utiles suivants pour optimiser les bienfaits du yoga sur chaise en matière de perte de poids :

1. **Démarrer lentement :** Commencez par des poses simples et progressez vers des poses plus difficiles. Cette méthode garantit une augmentation progressive de la force et de la souplesse tout en évitant d'en faire trop.

2. **Pratiquez souvent :** Maintenir la cohérence est essentiel. Pour de meilleurs effets, essayez de faire du yoga sur chaise au minimum trois ou quatre fois par semaine.

3. **Combinez avec une alimentation saine :** Le yoga sur chaise doit être associé à une alimentation riche en nutriments et bien équilibrée. Donnez la priorité aux protéines maigres, aux grains entiers et à une abondance de fruits et de légumes.

4. **Restez hydraté :** Pour soutenir les processus métaboliques et rester hydraté, buvez beaucoup d'eau avant, pendant et après les séances de yoga sur chaise.

5. **Écoutez votre corps :** Soyez conscient des signaux que votre corps vous envoie. Pour éviter les blessures, ajustez ou sautez une pose si elle est douloureuse ou inconfortable.

6. **Rechercher des conseils :** Pour garantir une forme et une technique correctes, pensez à vous inscrire à un cours de yoga sur chaise ou à suivre des tutoriels en ligne.

En résumé, le yoga sur chaise offre aux seniors de plus de 70 ans une méthode globale de perte de poids. Le yoga sur chaise offre aux personnes âgées un moyen efficace et sûr d'atteindre et de maintenir un poids santé en encourageant le mouvement, en augmentant le métabolisme, en développant la masse musculaire et en améliorant la santé mentale. Pour les seniors en quête de vitalité et de bien-être, le yoga sur chaise est une pratique précieuse car il peut entraîner des améliorations significatives de la santé générale lorsqu'il est intégré à une routine de remise en forme régulière.

L'importance D'avoir Une Alimentation Équilibrée Et De Faire De L'exercice Ensemble

Une alimentation équilibrée et une activité physique régulière sont essentielles à la santé et au bien-être en général, surtout en vieillissant. L'exercice nous maintient en bonne forme physique et nous aide à la maintenir et à l'améliorer, mais une alimentation équilibrée donne à notre corps la nutrition dont il a besoin pour fonctionner correctement. Ensemble, ils forment une équipe extrêmement solide qui peut aider les seniors de plus de 70 ans à perdre du poids et à maintenir un mode de vie sain.

Les personnes âgées qui font de l'exercice et mangent sainement peuvent créer un déficit calorique, nécessaire à la perte de poids, ce qui constitue l'un des principaux avantages de cette activité. Nous prenons du poids lorsque notre corps stocke l'excès d'énergie sous forme de graisse, car nous consommons plus de calories que nous n'en brûlons. Les personnes âgées qui maintiennent une alimentation saine et font régulièrement de l'exercice peuvent réduire leur poids.

Le maintien d'une masse musculaire maigre nécessite également de l'exercice, surtout à mesure que nous vieillissons. Notre corps perd progressivement de la masse musculaire à mesure que nous vieillissons, ce qui peut entraîner une diminution du métabolisme et une augmentation du pourcentage de graisse corporelle. Les personnes âgées qui pratiquent des exercices de musculation peuvent être en mesure de préserver et même d'augmenter leur masse musculaire, ce qui peut accélérer leur métabolisme et les aider à perdre du poids.

Il a été démontré que l'exercice améliore la santé globale et réduit le risque de maladies chroniques comme le diabète, les maladies cardiaques et certains types de cancer. L'exercice fréquent peut améliorer la sensibilité à l'insuline, réduire le cholestérol et abaisser la tension artérielle, autant de facteurs bénéfiques pour la santé générale. L'exercice et une alimentation nutritive peuvent fonctionner de concert pour réduire encore davantage le risque de contracter certaines maladies.

Pour les seniors qui souhaitent améliorer leur santé et perdre du poids, une alimentation équilibrée est tout aussi importante. Les nutriments nécessaires à une santé optimale peuvent être obtenus grâce à une alimentation riche en fruits, légumes, grains entiers, viandes maigres et graisses saines. Ces nutriments soutiennent la santé des os, le système immunitaire et la santé globale.

Une alimentation équilibrée peut aider les personnes âgées à gérer leur poids en réduisant les excès alimentaires et en leur offrant un approvisionnement constant en énergie. Les repas riches en fibres, comme ceux à base de grains entiers, de fruits et de légumes, peuvent permettre aux personnes âgées de se sentir rassasiées plus longtemps et réduire leur propension à grignoter des aliments malsains.

L'exercice et une alimentation équilibrée présentent de nombreux avantages physiques, mais ils peuvent également améliorer le bien-être mental et général. Il a été démontré que l'exercice améliore l'humeur, réduit les symptômes d'anxiété et de dépression et améliore la fonction cognitive en général. En conjonction avec une alimentation nutritive et bien équilibrée, riche en éléments constitutifs du cerveau, les personnes âgées peuvent bénéficier d'une clarté mentale, d'une concentration et d'un bien-être général améliorés.

Le maintien à long terme d'un poids santé constitue un autre avantage de l'exercice et d'une alimentation équilibrée pour les personnes âgées. De nombreux régimes à la mode et plans de perte de poids mettent l'accent sur une restriction calorique drastique et des solutions miracles, qui peuvent être dangereuses et non durables, en particulier pour les personnes âgées. En adoptant une alimentation équilibrée et en faisant régulièrement de l'exercice, les personnes âgées peuvent développer des habitudes saines tout au long de leur vie.

Il est important de garder à l'esprit que le rapport entre l'exercice physique et un régime alimentaire nutritif doit être adapté aux besoins et aux préférences de chaque individu. Avant de commencer tout nouveau programme de conditionnement physique ou de nutrition, les personnes âgées devraient consulter un professionnel de la santé ou un diététiste qualifié, surtout si elles ont des problèmes de santé sous-jacents ou des restrictions alimentaires.

Enfin, une alimentation équilibrée et une activité physique sont essentielles pour les seniors de plus de 70 ans qui souhaitent perdre du poids et améliorer leur santé globale. Les personnes âgées qui font de l'exercice et suivent un régime riche en nutriments peuvent atteindre un déficit calorique et perdre du poids tout en conservant leur masse musculaire et leur immunité contre les maladies chroniques. Pour que les personnes âgées puissent mener une vie saine et active, elles doivent faire de l'exercice et avoir une alimentation équilibrée.

CHAPITRE 3 : DÉMARRER LE YOGA SUR CHAISE

Sélection De La Chaise Et De L'équipement Idéaux Pour Le Yoga Sur Chaise

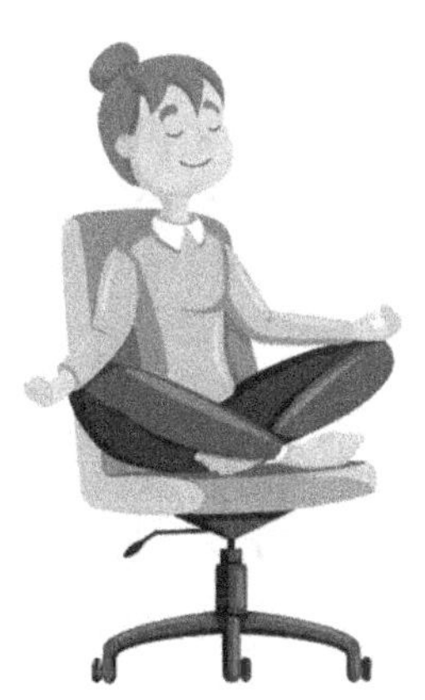

Choisir la bonne chaise et le bon équipement pour le yoga sur chaise est essentiel pour une expérience sûre, réussie et joyeuse. Le bon équipement peut améliorer considérablement l'expérience du yoga en offrant stabilité, confort et soutien.

La chaise constitue la base de votre pratique du yoga sur chaise. Il fournit un support principal, vous permettant d'effectuer diverses positions de manière sûre et agréable. La chaise parfaite vous aidera à maintenir un bon alignement, un bon équilibre et une bonne stabilité, qui sont tous nécessaires pour prévenir les blessures et maximiser les avantages des postures.

Lorsque vous choisissez une chaise pour le yoga sur chaise, tenez compte des caractéristiques suivantes :

1. La chaise doit être robuste et capable de supporter votre poids sans basculer ni basculer. Évitez les chaises à roulettes ou à base pivotante, qui pourraient être instables. Une chaise avec une base solide et plate et quatre pieds est parfaite.

2. Choisissez une chaise avec une belle assise rembourrée. Le rembourrage doit être suffisamment ferme pour offrir un soutien, mais pas trop rigide, car cela pourrait provoquer des douleurs lors de séances prolongées. Assurez-vous que le siège est suffisamment large pour vous accueillir confortablement.

3. Une chaise avec un dossier droit et soutenu est essentielle pour une bonne posture. Le dossier doit offrir suffisamment de soutien au bas du dos sans vous forcer à avancer. Les chaises avec support lombaire peuvent être très utiles pour les personnes souffrant de douleurs lombaires.

4. La hauteur de la chaise est essentielle. Lorsque vous êtes assis, gardez vos pieds à plat sur le sol et vos genoux à un angle de 90 degrés. Si votre chaise est trop haute, utilisez un repose-pieds ou un bloc de yoga pour soutenir vos pieds.

5. Les accoudoirs peuvent offrir un soutien et un confort supplémentaires, mais ils peuvent également limiter les mouvements lors de certaines poses. Envisagez une chaise

avec des accoudoirs amovibles ou rabattables, ou une chaise sans accoudoirs pour une amplitude de mouvement supplémentaire.

6. Les chaises fabriquées à partir de matériaux durables, comme le bois ou le métal, sont préférées. Évitez les chaises en plastique, qui peuvent manquer de la solidité et de la longévité indispensables.

Chaises Adaptées Au Yoga Sur Chaise

1. Chaises de salle à manger :

Les chaises de salle à manger standard sont souvent un excellent choix pour le yoga sur chaise. Ils sont normalement robustes, ont un dos droit et sont disponibles dans une variété de hauteurs et de modèles.

2. Chaises de bureau :

Les chaises de bureau à hauteur réglable et support lombaire sont une alternative décente, à condition qu'elles n'incluent pas de roulettes ni de base pivotante. Recherchez des chaises de bureau dotées de roulettes verrouillables ou retirez les roues si possible.

3. Chaises pliables :

Les chaises pliables robustes sont une option pratique, surtout si vous devez préserver votre chambre ou pratiquer le yoga dans de nombreux endroits. Assurez-vous que la chaise pliante que vous choisissez est solide et dispose d'une assise agréable et rembourrée.

4. Chaises de yoga :

Il existe des chaises spécialisées conçues pour le yoga sur chaise. Ces chaises incluent souvent des fonctionnalités supplémentaires telles qu'un rembourrage supplémentaire, une hauteur réglable et des dossiers amovibles pour permettre différentes positions.

En plus de la chaise adaptée, divers équipements peuvent améliorer votre pratique du yoga sur chaise en offrant un soutien et un confort supplémentaires :

➢ **Tapis de yoga :** Un tapis de yoga placé sous la chaise peut aider à éviter le glissement et à amortir vos pieds pendant les postures debout ou les transitions. Choisissez un tapis suffisamment épais pour être confortable mais suffisamment fin pour être stable.

➢ **Blocs de yoga :** Les blocs de yoga sont des équipements flexibles qui peuvent être utilisés pour changer de posture et ajouter du soutien. Ils peuvent vous aider à atteindre le sol lorsque vous vous penchez vers l'avant, à soutenir votre dos en position assise ou à servir de repose-pieds si votre chaise est trop haute.

➢ **Sangles de yoga :** Les sangles de yoga peuvent vous aider à vous étirer et à vous aligner correctement dans les postures. Ils sont particulièrement bénéfiques pour les personnes âgées qui ont une flexibilité et une amplitude de mouvement réduites. Les sangles peuvent être utilisées pour étendre votre portée, soutenir vos jambes en position assise et vous aider à tenir une pose pendant de longues périodes.

➢ **Coussins et traversins :** Les coussins et les traversins peuvent vous aider à vous sentir plus à l'aise et soutenu pendant la pratique. Utilisez-les pour soutenir le bas de votre dos, asseyez-vous dessus pour prendre de la hauteur ou posez-les sous vos genoux en position assise. Ils peuvent également contribuer à rendre les positions de relaxation plus agréables.

➢ **Bandes de résistance :** Les bandes de résistance peuvent vous aider à développer votre force pendant votre pratique de yoga sur chaise. Ils peuvent être utilisés pour améliorer le tonus musculaire et augmenter l'intensité de poses spécifiques. Assurez-vous que les bandes ont une résistance adaptée à votre niveau de forme physique.

➢ **Petits poids :** Des haltères légers ou des poids pour poignets peuvent être ajoutés à votre routine pour améliorer les entraînements de renforcement musculaire. Choisissez des poids raisonnables et commencez par des alternatives plus légères, en augmentant progressivement le poids à mesure que votre force augmente.

Choisir la chaise et l'équipement appropriés pour le yoga sur chaise est une étape importante pour garantir une pratique sûre, réussie et joyeuse. Choisissez une chaise ferme et confortable et utilisez un équipement de soutien pour améliorer votre expérience du yoga et atteindre vos objectifs de remise en forme et de santé. N'oubliez pas de créer une salle de pratique dédiée, claire, bien éclairée et confortable afin que vous puissiez pleinement profiter des avantages du yoga sur chaise.

Créer Un Environnement Sûr Et Confortable Pour Le Yoga Sur Chaise

Offrir un environnement sûr et agréable pour le yoga sur chaise est essentiel pour garantir que les personnes âgées puissent pratiquer correctement et agréablement. Un cadre bien préparé réduit non seulement le risque de blessure, mais améliore également l'ensemble de l'expérience du yoga, permettant ainsi de récolter plus facilement les bienfaits physiques et émotionnels de la pratique.

1. Choisir le bon emplacement :

La première étape pour créer un lieu sûr et agréable pour le yoga sur chaise est de choisir le bon lieu. Idéalement, cela devrait être un environnement paisible avec peu d'interruptions. Un cadre calme favorise l'attention et la relaxation, toutes deux nécessaires au yoga. Il peut s'agir d'une pièce séparée de la maison, d'un endroit paisible dans le salon ou même d'un espace extérieur si le temps le permet.

2. Assurez-vous d'un espace suffisant :

Assurez-vous qu'il y a suffisamment d'espace autour de la chaise pour permettre un mouvement facile. Les personnes âgées devraient pouvoir se dégourdir les bras et les jambes sans rien heurter. Ceci est particulièrement critique dans les positions qui nécessitent d'étendre les membres ou de se pencher sur le côté. Un environnement ouvert et épuré rend la pratique non seulement plus sûre, mais aussi plus agréable.

3 : Éclairage approprié :

Un bon éclairage favorise la sécurité et la concentration. La lumière naturelle est bonne car elle crée un environnement relaxant et accueillant. Si la lumière naturelle n'est pas disponible, assurez-vous que la pièce est correctement éclairée avec un éclairage ambiant doux. Évitez les éclairages fluorescents puissants, qui peuvent fatiguer les yeux et créer un environnement désagréable.

4. Choisir la bonne chaise :

La chaise est l'équipement le plus important du yoga sur chaise. Il doit être solide et stable, avec un dossier droit et sans roues. Évitez les sièges avec accoudoirs, car ils pourraient limiter la mobilité dans certaines positions. Une chaise avec un siège plat et sans rembourrage est souhaitable ; néanmoins, si une chaise rembourrée est utilisée, elle doit être solide et ne pas couler sous le poids. La hauteur de la chaise doit permettre aux pieds de reposer à plat sur le sol, avec les genoux à un angle de 90 degrés.

5. Maintenir une température confortable :

La température de la pièce est un facteur important pour établir une expérience de yoga agréable. L'environnement doit être suffisamment chaud pour empêcher les muscles de se raidir, mais pas au point de provoquer des douleurs ou une transpiration excessive. La plupart des individus trouvent que 20-22°C (68-72°F) est une température agréable. Pensez à utiliser des ventilateurs ou des radiateurs pour ajuster la température si nécessaire.

6. Gérer le bruit et les distractions :

Un environnement calme est nécessaire à la concentration et à la détente. Choisissez un endroit éloigné des zones les plus fréquentées de la maison pour réduire le bruit de fond. Éteignez la télévision, la radio et toute distraction potentielle. Si un calme parfait n'est pas réalisable, essayez de jouer de la musique douce et paisible ou des sons de la nature pour créer un environnement relaxant.

7. Garder la zone propre et sans encombrement :

Un environnement propre et sans encombrement est non seulement plus attrayant, mais aussi plus sûr. Éliminez tout risque de trébuchement, tel que les tapis lâches, les cordons électriques ou tout autre objet susceptible de gêner. Assurez-vous que le sol est propre et sec pour éviter de glisser. Un environnement soigné favorise un esprit pur, ce qui est excellent pour la pratique du yoga.

8. Personnalisation de l'espace :

Personnaliser l'espace yoga peut le rendre plus accueillant et confortable. Pensez à inclure des aspects qui encouragent la relaxation et l'optimisme, tels que :

➢ **Plantes:** L'ajout de quelques plantes d'intérieur peut améliorer l'ambiance en faisant entrer la nature à l'intérieur.

➢ **Aromathérapie :** Utiliser des huiles essentielles ou des bougies parfumées pour créer une atmosphère relaxante. La lavande, la camomille et l'eucalyptus sont des relaxants populaires.

➢ **Articles inspirants :** Placer des photographies, des phrases ou des éléments qui inspirent et motivent peut aider la zone à paraître plus personnelle et encourageante.

9. Assurer les mesures de sécurité :

La sécurité est essentielle, en particulier pour les personnes âgées. *Voici quelques précautions de sécurité supplémentaires à prendre en compte :*

➢ **Plan d'urgence :** Préparez un plan en cas d'urgence. Assurez-vous que votre téléphone est facilement accessible et envisagez la présence d'un membre de votre famille ou d'un tuteur tout au long de la pratique.

- ➢ **Chaussures appropriées :** Alors que le yoga sur chaise se pratique généralement pieds nus, des chaussettes antidérapantes ou des chaussures confortables avec une bonne adhérence peuvent offrir une sécurité supplémentaire aux personnes qui se sentent tremblantes.

- ➢ **Considérations relatives à la santé :** Faites attention à tout problème ou limite de santé. Avant de commencer le yoga sur chaise, consultez un médecin et effectuez les ajustements nécessaires pour répondre à toute limitation physique.

10. Entretien et révision réguliers :

Enfin, examinez et entretenez régulièrement l'espace yoga pour garantir sa sécurité et son confort. Inspectez périodiquement la stabilité de la chaise, l'état des accessoires et la propreté générale de l'espace. Apportez les modifications nécessaires pour répondre aux changements de mobilité ou de préférences.

Créer un lieu sûr et agréable pour le yoga sur chaise nécessite un examen attentif de divers aspects, allant de l'aménagement physique à l'ambiance générale. Les seniors peuvent pleinement profiter des avantages du yoga sur chaise en créant un cadre engageant et sécurisé, qui améliorera leur santé physique, leur bien-être émotionnel et leur qualité de vie en général.

Activités D'échauffement Faciles Adaptées Aux Personnes Âgées

Les seniors doivent bien s'échauffer avant de commencer toute activité physique, y compris le yoga sur chaise. Les exercices d'échauffement aident le corps à se préparer à l'exercice, améliorent le flux sanguin vers les muscles, augmentent l'amplitude des mouvements et réduisent le risque de blessure.

1. Hausser les épaules :

- En utilisant vos pieds à plat sur le sol, asseyez-vous droit sur votre chaise.
- Laissez vos bras pendre à vos côtés.
- Respirez et soulevez vos épaules jusqu'à vos oreilles.
- Tenez un bref instant avant de lâcher prise et de baisser à nouveau les épaules.
- Prenez quelques respirations et répétez ce mouvement, en vous concentrant sur le fait de laisser tomber vos épaules.

2. Roulez vos épaules :

- En utilisant vos pieds à plat sur le sol, asseyez-vous droit sur votre chaise.
- Laissez vos bras pendre à vos côtés.
- Respirez et levez vos épaules jusqu'à vos oreilles.

> Relâchez votre souffle et faites un mouvement circulaire avec vos épaules.

> Prenez quelques respirations et répétez ce mouvement avant d'alterner les directions.

3. Étirer le cou :

> En utilisant vos pieds à plat sur le sol, asseyez-vous droit sur votre chaise.

> Rapprochez votre oreille de votre épaule en inclinant doucement votre tête d'un côté.

> Ressentez la tension sur le côté de votre cou pendant que vous maintenez l'étirement pendant quelques respirations.

> Continuez avec le côté opposé.

> Bougez doucement la tête pour regarder par-dessus une épaule, puis l'autre, pour étirer différents muscles de votre cou.

4. Rouler votre cou dans le sens des aiguilles d'une montre :

> En utilisant vos pieds à plat sur le sol, asseyez-vous droit sur votre chaise.

> Abaissez progressivement votre menton vers votre poitrine.

> Rapprochez votre oreille de votre épaule en tournant la tête d'un côté.

- Continuez à tourner la tête dans un mouvement circulaire, en revenant vers le centre puis vers le côté opposé.
- Faites plusieurs tours supplémentaires de cette manière avant de passer aux rouleaux dans le sens inverse des aiguilles d'une montre.

5. Cercles d'épaules pliés

- En utilisant vos pieds à plat sur le sol, asseyez-vous droit sur votre chaise.
- En gardant vos coudes sur les côtés, pliez vos coudes et amenez vos mains jusqu'à vos épaules.
- Respirez et rapprochez vos omoplates tout en levant les coudes vers le ciel.
- Expirez et ramenez vos coudes sur les côtés.
- Continuez à faire cela pendant quelques respirations, en maintenant une colonne vertébrale droite et des épaules détendues.

6. Étirements des bras et des épaules :

- Installez-vous confortablement, les pieds à plat sur le sol.
- Étendez vos bras sur les côtés, paumes vers le bas, au niveau des épaules.
- Inspirez en ouvrant grand les bras et sentez vos épaules et votre poitrine s'étirer.

- ➢ Expirez et étendez vos bras en les croisant devant votre poitrine. Saisissez les coudes opposés ou joignez les mains.
- ➢ Vous devriez ressentir un étirement dans vos épaules et dans le haut du dos après avoir maintenu cette position pendant 15 à 30 secondes.
- ➢ Répétez l'opération deux ou trois fois.

7. Flexibilité étendue :

- ➢ Avec vos pieds à plat sur le sol, prenez une position assise haute.
- ➢ Inspirez en vous penchant vers la gauche et en levant votre bras droit au-dessus de votre tête.
- ➢ Pour vous soutenir, placez votre main gauche sur votre cuisse ou sur le siège de la chaise.
- ➢ Maintenez la pose pendant 15 à 30 secondes ou jusqu'à ce que votre côté droit commence à s'étirer.
- ➢ Relâchez votre souffle en prenant la position de départ.
- ➢ Répétez en levant votre bras gauche et en vous penchant vers la droite de l'autre côté.

8. Rotation du poignet vers l'avant :

- ➢ Installez-vous confortablement, les pieds à plat sur le sol.
- ➢ Levez vos bras à hauteur d'épaule devant vous, paumes vers le bas.
- ➢ Commencez à tourner vos poignets dans le sens des aiguilles d'une montre.
- ➢ Faites pivoter vos poignets dans le sens inverse des aiguilles d'une montre pendant 10 à 15 secondes supplémentaires après avoir répété pendant 10 à 15 secondes.
- ➢ Pendant que vos poignets et vos avant-bras sont légèrement tendus, concentrez-vous sur le maintien d'un mouvement stable et fluide.
- ➢ Pour relâcher les tensions et améliorer la mobilité du poignet, répétez si nécessaire.

Exercices De Relaxation Doux Adaptés Aux Seniors

1. Étirement vache-chat assis :

> Installez-vous confortablement, les mains posées sur les genoux et les pieds à plat sur le sol.

> Respirez profondément, soulevez votre poitrine, cambrez votre dos et regardez le plafond (pose de la vache).

> Expirez lentement, en rentrant votre menton contre votre poitrine et en ramenant votre nombril vers votre colonne vertébrale pour créer la pose du chat.

> Continuez à basculer entre les poses de vache et de chat, en coordonnant votre respiration avec chacune d'elles.

> Répétez plusieurs fois tout en étant conscient de vos mouvements et en vous concentrant sur l'étirement le long de votre colonne vertébrale.

2. Étirement de la chaise ci-dessus :

> Avec vos pieds à plat sur le sol et votre colonne vertébrale étendue, asseyez-vous bien droit sur votre chaise.

> Inspirez profondément et levez les bras vers le ciel, en les tendant vers le ciel.

- ➢ Pour étendre votre corps, entrelacez vos doigts et levez les mains vers le ciel.
- ➢ Maintenez un étirement modéré sur vos côtés tout en gardant vos épaules lâches et éloignées de vos oreilles.
- ➢ Maintenez la pose pendant 20 à 30 secondes tout en prenant des respirations profondes et régulières.
- ➢ Expirez et ramenez vos bras sur les côtés.

3. Étirez vos triceps :

- ➢ Installez-vous confortablement, les pieds à plat sur le sol.
- ➢ Atteignez le haut avec votre bras droit pendant que vous faites cela.
- ➢ Amenez votre main droite au milieu du haut du dos tout en pliant votre coude droit.
- ➢ Pour améliorer l'étirement des triceps, saisissez légèrement votre coude droit avec votre main gauche et appliquez une pression.
- ➢ Maintenez la pose pendant 20 à 30 secondes tout en prenant des respirations profondes et régulières.
- ➢ Levez votre bras gauche au-dessus de votre tête et pliez votre coude gauche pour étirer votre triceps gauche. Ensuite, répétez l'étirement de l'autre côté.

4. Étirement du dos sur une chaise :

- ➢ Avec vos pieds à plat sur le sol et votre colonne vertébrale étendue, asseyez-vous bien droit sur votre chaise.
- ➢ Levez vos bras tendus devant vous à hauteur d'épaule tout en entrelaçant vos doigts.
- ➢ Respirez profondément, pliez le dos, étendez les bras et rentrez votre menton contre votre poitrine.
- ➢ Étirez-vous légèrement sur le haut du dos et dans l'espace entre vos omoplates.
- ➢ Tout en maintenant l'étirement pendant 20 à 30 secondes, respirez profondément et régulièrement.
- ➢ Relâchez l'étirement et respirez profondément avant de vous redresser.

5. Étirement des pigeons sur des chaises :

- ➢ Les pieds à plat sur le sol, installez-vous confortablement. Pliez votre pied droit pour protéger votre genou en croisant votre cheville droite sur votre genou gauche.
- ➢ Pour prolonger l'étirement, appuyez doucement sur votre genou droit tout en gardant votre poitrine relevée et votre colonne vertébrale étendue.
- ➢ Les fesses et la hanche extérieure de votre jambe droite doivent être étirées.

➢ Tout en maintenant l'étirement pendant 20 à 30 secondes, respirez profondément et régulièrement.

➢ Étendez votre hanche et votre fesse gauche en croisant votre cheville gauche sur votre genou droit et en répétant l'étirement du côté opposé.

L'importance des séquences de récupération du yoga sur chaise

Toute pratique de yoga sur chaise doit inclure des séquences de récupération, car elles facilitent la transition naturelle du corps de l'activité au repos. En yoga sur chaise, les séquences de récupération sont essentielles pour les principales raisons suivantes :

1. **Améliore la récupération :** Après une pratique de yoga, une séquence de récupération aide le corps à revenir progressivement à une posture de repos, ce qui soulage les douleurs et les raideurs musculaires.

2. **Diminue le risque de blessure :** En abaissant la tension artérielle et la fréquence cardiaque, le refroidissement peut réduire le risque de blessure ou de vertige pouvant résulter d'un arrêt brusque de l'activité physique.

3. **Augmente la flexibilité :** Surtout pour les seniors, les étirements pendant la phase de récupération contribuent au maintien et au développement de la flexibilité, essentielle à la mobilité globale et à la santé des articulations.

4. **Calmant l'esprit :** Dans les séquences de récupération, des exercices de respiration et des techniques de relaxation sont fréquemment utilisés pour aider à calmer

l'esprit, relâcher les tensions et améliorer le bien-être général.

5. **Améliore la circulation :** Des étirements et des mouvements légers pendant une période de récupération peuvent aider à améliorer la circulation sanguine, ce qui facilite l'élimination des déchets musculaires et accélère la guérison.

En général, intégrer une séquence de récupération dans votre pratique de yoga sur chaise améliorera votre santé globale, maximisera votre pratique et garantira une expérience confortable et sûre.

CHAPITRE 4 : EXERCICES DE YOGA SUR FAUTEUIL POUR SENIORS

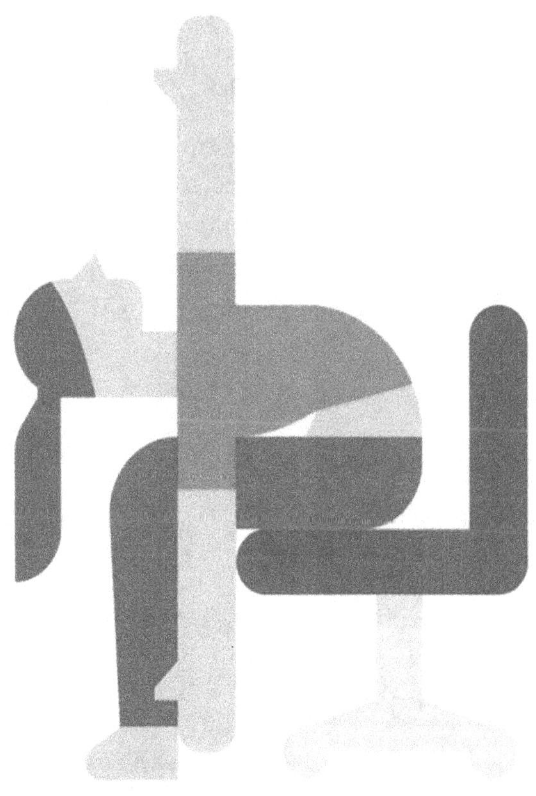

A. PRATIQUES DU YOGA SUR CHAISE

1. Pose du bateau (Navasana)

i. Asseyez-vous sur le bord de la chaise, les pieds à plat sur le sol, les mains agrippées aux côtés.

ii. Utilisez vos muscles centraux pour soulever soigneusement un pied du sol, puis l'autre, en ramenant vos genoux vers votre poitrine.

iii. Pour plus d'équilibre, étendez vos bras parallèlement au sol, les paumes face à face.

iv. Maintenez cette position pendant 3 à 5 respirations, en gardant la colonne vertébrale droite.

v. Abaissez doucement vos pieds au sol et détendez-vous.

Avantages :

➤ Renforcement du noyau et amélioration de l'équilibre et de la stabilité.

➤ Engage les fléchisseurs de la hanche et le bas du dos.

2. Pose de prière (Anjali mudra)

i. Asseyez-vous confortablement, le dos droit et les pieds à plat sur le sol.

ii. Formez une position de prière en rapprochant vos paumes devant votre poitrine, les doigts pointés vers le haut.

iii. Appuyez fermement vos paumes l'une contre l'autre, en gardant vos coudes détendus.

iv. Fermez les yeux et respirez profondément tout en vous concentrant sur l'étirement de votre poitrine et de vos épaules.

v. Maintenez cette position pendant 5 à 10 respirations.

Avantages :

- ➢ Améliore la concentration et la pleine conscience.
- ➢ Étire votre poitrine et vos épaules.
- ➢ Favorise un sentiment de calme et de détente.

3. Cercles d'épaule

i. Asseyez-vous droit, les pieds à plat sur le sol, les bras détendus sur les côtés.

ii. Relevez progressivement vos épaules vers vos oreilles, puis faites-les rouler d'avant en arrière dans un mouvement circulaire.

iii. Répétez ce mouvement 5 à 10 fois dans le sens inverse.

iv. Inversez la direction en faisant rouler vos épaules vers l'avant 5 à 10 fois.

Avantages :

- ➢ Réduit le stress des épaules et du cou.
- ➢ Augmente la mobilité et la flexibilité des épaules.

> Améliore la circulation sanguine dans le haut du corps.

4. Torsion latérale (Ardha Matsyendrasana)

i. Asseyez-vous sur le côté sur la chaise, le côté droit vers le dossier.
ii. Placez vos mains sur le dossier de la chaise pour vous soutenir.
iii. Inspirez profondément, puis expirez en tournant votre torse vers la droite, en utilisant vos mains pour intensifier la torsion.
iv. Gardez votre colonne vertébrale droite et vos épaules détendues.
v. Maintenez la torsion pendant 3 à 5 respirations avant de revenir lentement à la position de départ.
vi. Répétez du côté opposé.

Avantages :

> Améliore la flexibilité de la colonne vertébrale.
> Améliore la digestion.
> Soulage les raideurs du bas du dos.

5. Pose pliée (Uttanasana)

i. Asseyez-vous sur le bord de la chaise, les pieds écartés à la largeur des hanches, à plat sur le sol.

ii. Inspirez profondément et, pendant que vous expirez, inclinez vos hanches vers l'avant, en posant vos mains sur le sol.

iii. Laissez votre tête et votre cou se reposer car la gravité facilite l'étirement.

iv. Restez dans la pose pendant 5 à 10 respirations, en sentant l'étirement de votre dos et de vos ischio-jambiers.

v. Roulez progressivement jusqu'à la position assise, une vertèbre à la fois.

Avantages :

➢ Étirer le dos et les ischio-jambiers.
➢ Calme l'esprit.
➢ Réduit le stress et la lassitude.

6. Cobra à fente basse (Anjaneyasana + Bhujangasana)

i. Asseyez-vous sur le bord de la chaise, le pied droit à plat sur le sol, le genou gauche fléchi et le pied gauche posé sur les orteils.

ii. Mettez vos mains sur votre genou droit pour vous soutenir.

iii. Inspirez profondément et, pendant que vous expirez, penchez-vous lentement en avant sur votre jambe droite, en ressentant un étirement du fléchisseur de votre hanche gauche.

iv. Pour la variante Cobra, posez vos mains sur les côtés de la chaise et cambrez progressivement votre dos, en élevant votre poitrine jusqu'au plafond.

v. Maintenez la position pendant 3 à 5 respirations avant de changer de jambe et de répéter.

Avantages :

> Étire les fléchisseurs de la hanche et les quadriceps.
> Ouvre la poitrine et augmente la flexibilité de la colonne vertébrale.
> Améliore la posture générale et l'équilibre.

7. Étirement latéral

i. Asseyez-vous confortablement sur le bord de la chaise, les pieds à plat sur le sol, le dos droit.

ii. Levez votre bras droit vers le haut, en posant votre main gauche sur la chaise pour vous soutenir.

iii. Inspirez profondément et, lorsque vous relâchez, penchez-vous légèrement vers la gauche pour étendre votre côté droit.

iv. Maintenez l'étirement pendant 3 à 5 respirations, en sentant l'étirement de votre côté.

v.   Revenez à la position de départ et répétez du côté opposé.

Avantages :

> ➢ Étire le côté du corps.
> ➢ Améliore la flexibilité et la posture de la colonne vertébrale.

8. Chat-Vache (Marjaryasana - Bitilasana)

i.   Asseyez-vous confortablement, les pieds à plat sur le sol et les mains posées sur vos genoux.

ii.   Inspirez profondément, cambrez le dos, soulevez votre poitrine et votre tête vers le plafond (pose de la vache).

iii. Expirez, arrondissez le dos, baissez votre menton vers votre poitrine et ramenez votre nombril dans votre colonne vertébrale (Cat Pose).

iv.   Alternez entre la pose de la vache et la pose du chat à chaque respiration, en bougeant doucement et prudemment.

v.   Répétez 5 à 10 fois.

Avantages :

> ➢ Augmente la flexibilité de la colonne vertébrale.
> ➢ Améliore la coordination et l'équilibre.
> ➢ Soulage les raideurs du dos et du cou.

9. Extensions de jambes assistées

   i.   Asseyez-vous sur le bord de la chaise, le dos droit et les pieds au niveau du sol.

   ii.   Étendez votre jambe droite droit devant vous, en gardant votre pied fléchi.

   iii.   Pour un soutien supplémentaire, placez vos mains sous vos cuisses.

   iv.   Inspirez, puis expirez lentement en soulevant votre jambe droite à quelques centimètres du sol.

   v.   Maintenez la position pendant 3 à 5 respirations avant de redescendre la jambe.

   vi.   Répétez avec l'autre jambe.

Avantages :

- Renforce les quadriceps et les fléchisseurs de la hanche.
- Améliore la flexibilité des jambes.
- Améliore l'équilibre et la coordination.

10. Flexion du pied

i. Asseyez-vous confortablement, le dos droit, les pieds à plat sur le sol.

ii. Étendez votre jambe droite devant vous tout en maintenant votre talon au sol.

iii. Fléchissez votre pied en ramenant vos orteils vers votre tibia, puis en les éloignant de vous.

iv. Continuez à alterner entre la flexion et le pointage de votre pied 10 à 15 fois.

v. Répétez avec l'autre jambe.

Avantages :

➢ Améliore la flexibilité et la force de la cheville.

➢ Améliore la circulation sanguine dans le bas des jambes.

➢ Réduit la raideur du pied et de la cheville.

11. Bras de cactus

i. Asseyez-vous le dos droit et les pieds à plat sur le sol.

ii. Étendez vos bras sur les côtés à hauteur d'épaule, en pliant vos coudes à un angle de 90 degrés (comme un cactus).

iii. Inspirez profondément et, en expirant, rapprochez vos omoplates pour ouvrir votre poitrine.

iv. Tenez pendant 3 à 5 respirations, puis détendez-vous et baissez les bras.

v.   Répétez 5 à 10 fois.

Avantages :

- ➤ Ouvre la poitrine et les épaules.
- ➤ Renforce le haut du dos.
- ➤ Améliore la posture et la respiration.

12. Pose de révolution (Parivrtta Sukhasana)

i.   Asseyez-vous confortablement sur le bord de la chaise, les pieds au niveau du sol, le dos droit.

ii.   Posez votre main droite sur votre genou gauche et votre main gauche contre le dossier de la chaise.

iii.   Inspirez profondément et, en expirant, tournez lentement votre torse vers la gauche, en regardant par-dessus votre épaule.

iv.   Maintenez la torsion pendant 3 à 5 respirations tout en maintenant votre colonne vertébrale étendue.

v.   Revenez à la position de départ et répétez du côté opposé.

Avantages :

- ➤ Étire la colonne vertébrale et les épaules.
- ➤ Améliore la flexibilité de la colonne vertébrale.
- ➤ Favorise la digestion et le nettoyage.

13. Pigeon Stretch (Eka Pada Rajakapotasana modifié)

i. Asseyez-vous sur le bord de la chaise, les pieds à plat sur le sol.

ii. Soulevez votre jambe droite, puis posez votre cheville droite sur votre genou gauche pour former une formation en quatre.

iii. Gardez le dos droit et appuyez doucement sur votre genou droit pour augmenter l'étirement.

iv. Prenez 3 à 5 respirations et ressentez l'étirement de vos hanches et de vos fessiers.

v. Répétez pour l'autre côté.

Avantages :

> Ouvre les hanches.

> Étire les fessiers et le piriforme.

> Améliore la flexibilité de la hanche.

14. Mains levées (Urdhva Hastasana)

i. Asseyez-vous le dos droit et les pieds à plat sur le sol.

ii. Inspirez profondément et, en expirant, levez les bras au-dessus de votre tête tout en gardant les épaules détendues.

iii. Entrelacez vos doigts et tournez vos paumes vers le haut, en étendant vos bras vers le plafond.

iv.   Prenez 3 à 5 respirations profondes en remarquant l'allongement de votre colonne vertébrale et de vos bras.

v.   Abaissez lentement vos bras.

Avantages :

> Étire la colonne vertébrale et les bras.
> Augmente la flexibilité des épaules.
> Améliore la posture globale.

15. Fente haute (Uttita Ashwa Sanchalanasana)

i.   Asseyez-vous sur le bord de la chaise, le pied droit à plat sur le sol et la jambe gauche étendue vers l'arrière, les orteils repliés en dessous.

ii.   Mettez vos mains sur votre genou droit pour vous soutenir.

iii.   Inspirez profondément, puis penchez-vous légèrement en avant en expirant, en sentant un étirement du fléchisseur de la hanche gauche.

iv.   Tenez pendant 3 à 5 respirations, en gardant la colonne vertébrale droite.

v.   Revenez à la position de départ et répétez du côté opposé.

Avantages :

> ➤ Étire les fléchisseurs de la hanche et les cuisses.
> ➤ Améliore l'équilibre et la stabilité.
> ➤ Renforce les jambes.

16. Posture du guerrier (Virabhadrasana)

i. Asseyez-vous sur le côté sur la chaise, le côté droit vers le dossier.

ii. Étendez votre jambe gauche sur le côté tout en gardant votre genou droit plié à un angle de 90 degrés.

iii. Levez vos bras parallèlement au sol, paumes tournées vers le bas.

iv. Inspirez profondément, puis expirez tout en engageant votre tronc et en tendant vos bras, ressentant ainsi l'étirement de vos jambes et de votre corps.

v. Maintenez la position pendant 3 à 5 respirations avant de changer de côté.

Avantages :

> ➤ Renforce les jambes et le tronc.
> ➤ Améliore l'équilibre et la stabilité.
> ➤ Ouvre les hanches et la poitrine.

17. Posture du guerrier humble (Baddha Virabhadrasana)

i. Asseyez-vous sur le côté sur la chaise, le côté droit vers le dossier.

ii. Étendez votre jambe gauche sur le côté tout en gardant votre genou droit plié à un angle de 90 degrés.

iii. Croisez les doigts derrière le dos et tendez les bras.

iv. Inspirez profondément, puis expirez en vous penchant en avant à partir des hanches, en ramenant votre poitrine vers votre cuisse droite.

v. Prenez 3 à 5 respirations et ressentez l'étirement de vos épaules et de vos jambes.

vi. Revenez à votre position de départ et changez de côté.

Avantages :

➢ Étire les épaules et la poitrine.

➢ Renforce les jambes.

➢ Améliore la flexibilité globale.

18. Le soleil respire

i. Asseyez-vous confortablement, le dos droit et les pieds à plat sur le sol.

ii. Inspirez profondément, puis expirez en levant les bras au-dessus de votre tête, les paumes face à face.

iii. Pendant que vous inspirez à nouveau, ramenez vos bras sur les côtés.

iv. Répétez ce mouvement 5 à 10 fois, en adaptant votre respiration au mouvement.

Avantages :

> ➤ Encourage une respiration profonde et concentrée.
> ➤ Étire vos bras et vos épaules
> ➤ Détend l'esprit et soulage les tensions.

19. Tour de cou

i. Asseyez-vous le dos droit et les pieds à plat sur le sol.

ii. Abaissez votre menton vers votre poitrine pour détendre votre cou.

iii. Déplacez lentement la tête vers la droite, en rapprochant votre oreille droite de votre épaule droite.

iv. Continuez le cercle en tirant la tête en arrière puis vers la gauche pour former un cercle complet.

v. Répétez ce mouvement 3 à 5 fois dans chaque direction, en vous déplaçant lentement et délibérément.

Avantages :

> ➢ Réduit la raideur du cou et des épaules.
> ➢ Améliore la flexibilité du cou.
> ➢ Améliore la relaxation et diminue le stress.

B. EXERCICES DE TONIFICATION MUSCULAIRE

1. Levées de jambes

   i.   Asseyez-vous sur le bord de la chaise, le dos droit et les pieds à plat sur le sol.

  ii.   Étendez votre jambe droite devant vous, en gardant votre pied fléchi.

 iii.   Inspirez et pendant que vous expirez, soulevez votre jambc droite à quelques centimètres du sol, en engageant les muscles de vos cuisses.

  iv.   Maintenez la position pendant 3 à 5 respirations, puis abaissez la jambe.

   v.   Répéter sur l'autre jambe.

Avantages :

- Renforce les quadriceps et les fléchisseurs de la hanche
- Améliore la flexibilité des jambes
- Améliore l'équilibre et la coordination

2. Squats sur chaise

   i.   Tenez-vous devant la chaise, les pieds écartés à la largeur des hanches.

  ii.   Inspirez profondément et, en expirant, pliez les genoux et abaissez vos hanches vers la chaise comme si vous alliez vous asseoir, mais arrêtez-vous juste avant de toucher la chaise.

iii.   Tenez un instant, puis inspirez et relevez-vous.

iv.   Répétez 10 à 15 fois.

Avantages :

➢ Renforce les cuisses, les fessiers et le tronc

➢ Améliore l'équilibre et la stabilité

➢ Améliore la force globale des jambes

3. Élévations de mollets

i.   Tenez-vous derrière la chaise, en tenant le dossier pour vous soutenir.

ii.   Inspirez profondément et, pendant que vous expirez, soulevez vos talons du sol, en vous levant sur la pointe de vos pieds.

iii.   Tenez pendant 1 à 2 secondes, puis abaissez vos talons.

iv.   Répétez 10 à 15 fois.

Avantages :

➢ Renforce les muscles du mollet

➢ Améliore l'équilibre et la coordination

➢ Améliore la flexibilité de la cheville

4. Élévations alternatives des mollets

   i.   Tenez-vous derrière la chaise, en tenant le dossier pour vous soutenir.

  ii.   Soulevez votre talon droit du sol, en vous levant sur la pointe de votre pied droit tout en gardant votre talon gauche au sol.

 iii.   Abaissez votre talon droit et soulevez simultanément votre talon gauche.

 iv.   Continuez à alterner entre la droite et la gauche pendant 10 à 15 répétitions de chaque côté.

Avantages :

- ➢ Renforce les muscles du mollet
- ➢ Améliore l'équilibre et la coordination
- ➢ Améliore la flexibilité de la cheville

5. Mountain Pose One Leg Backlift (Tadasana avec Leg Lift)

   i.   Tenez-vous derrière la chaise, en tenant le dossier pour vous soutenir.

  ii.   Tenez-vous droit, les pieds écartés à la largeur des hanches et engagez votre tronc.

 iii.   Inspirez profondément et, en expirant, soulevez votre jambe droite vers l'arrière sans plier le genou, en gardant votre pied fléchi.

iv.   Maintenez la position pendant 3 à 5 respirations, puis abaissez votre jambe.

v.   Répéter sur l'autre jambe.

Avantages :

> ➤ Renforce les fessiers et les ischio-jambiers
> ➤ Améliore l'équilibre et la stabilité
> ➤ Améliore la force globale des jambes

6. Jambe de mélange de chaise

i.   Asseyez-vous confortablement sur le bord de la chaise, les pieds à plat sur le sol.

ii.   Soulevez légèrement votre pied droit du sol et avancez-le de quelques centimètres.

iii.   Soulevez légèrement votre pied gauche du sol et avancez-le pour rencontrer le pied droit.

iv.   Continuez à déplacer vos pieds d'avant en arrière pendant 10 à 15 répétitions.

Avantages :

> ➤ Améliore la coordination et la mobilité des jambes
> ➤ Améliore la forme cardiovasculaire
> ➤ Renforce le bas du corps

7. Curls (boucles de biceps avec poids)

i.   Asseyez-vous confortablement, le dos droit et les pieds à plat sur le sol, en tenant un poids léger dans chaque main.

ii.   Inspirez profondément et, en expirant, enroulez les poids vers vos épaules, en pliant les coudes.

iii.   Tenez pendant un moment, puis inspirez et abaissez les poids.

iv.   Répétez 10 à 15 fois.

Avantages :

- Renforce les biceps
- Améliore la flexibilité du bras
- Améliore la force globale du haut du corps

8. Robinets d'orteils assis

i.   Asseyez-vous confortablement sur le bord de la chaise, le dos droit et les pieds à plat sur le sol.

ii.   Soulevez légèrement votre pied droit du sol et tapez vos orteils sur le sol devant vous.

iii.   Soulevez légèrement votre pied gauche du sol et tapez vos orteils sur le sol devant vous.

iv.   Continuez à alterner les tapotements sur les orteils pendant 10 à 15 répétitions de chaque côté.

Avantages :

- ➤ Améliore la coordination du pied et de la cheville
- ➤ Améliore la flexibilité des jambes
- ➤ Favorise la circulation sanguine dans le bas des jambes

9. Du genou au nez

i. Asseyez-vous confortablement sur le bord de la chaise, le dos droit et les pieds à plat sur le sol.
ii. Inspirez profondément et, en expirant, soulevez votre genou droit vers votre nez en arrondissant légèrement le dos.
iii. Tenez pendant un moment, puis abaissez votre jambe.
iv. Répétez de l'autre côté.

Avantages :

- ➤ Renforce les fléchisseurs du tronc et de la hanche
- ➤ Améliore la flexibilité du dos
- ➤ Améliore l'équilibre général et la coordination

10. Pompes sur les jambes

   i.   Asseyez-vous confortablement, le dos droit et les pieds à plat sur le sol.

  ii.   Étendez votre jambe droite devant vous, en gardant votre pied fléchi.

 iii.   Placez vos mains sur votre cuisse droite et appuyez doucement pour créer une résistance.

 iv.   Tenez pendant 3 à 5 respirations, puis relâchez.

  v.   Répétcr sur l'autre jambe.

Avantages :

➤ Renforce les quadriceps et les fléchisseurs de la hanche

➤ Améliore la flexibilité des jambes

➤ Améliore la force globale des jambes

11. Curl ischio-jambiers debout

   i.   Tenez-vous derrière la chaise, en tenant le dossier pour vous soutenir.

  ii.   Inspirez profondément et, en expirant, pliez votre genou droit en ramenant votre talon vers vos fessiers.

 iii.   Tenez pendant un moment, puis abaissez votre jambe.

 iv.   Répéter sur l'autre jambe.

Avantages :

- ➤ Renforce les ischio-jambiers
- ➤ Améliore la flexibilité des jambes
- ➤ Améliore l'équilibre et la coordination

C. EXERCICES CARDIO

1. Coup de pied et coup de poing assis

i. Asseyez-vous sur le bord de la chaise, le dos droit et les pieds au niveau du sol.

ii. Étirez votre jambe droite devant vous en fléchissant votre pied.

iii. Frappez en avant avec votre poing gauche.

iv. Revencz à la position de départ et changez de jambe, en donnant des coups de pied avec la jambe gauche et en frappant avec le poing droit.

v. Répétez 10 à 15 fois de chaque côté, en alternant coups de pied et coups de poing.

Avantages :

➢ Améliore la forme cardiovasculaire.
➢ Renforce les jambes et les bras.
➢ Augmente la coordination et l'agilité.

2. Marche assis

i. Asseyez-vous confortablement sur le bord de la chaise, le dos droit, les pieds à plat sur le sol.

ii. Soulevez votre genou droit vers votre poitrine et abaissez-le en arrière.

iii. Soulevez votre genou gauche jusqu'à votre poitrine, puis abaissez-le.

iv. Continuez à alterner les genoux dans un mouvement de marche pendant 1 à 2 minutes.

Avantages :

➤ Favorise la santé cardiovasculaire.

➤ Renforce les jambes et le tronc, améliorant la coordination et l'équilibre.

3. Torsion du torse

i. Asseyez-vous sur le bord de la chaise, les pieds à plat sur le sol, les mains sur les cuisses.

ii. Inspirez profondément et, pendant que vous expirez, tournez votre torse vers la droite, en posant votre main gauche sur votre cuisse droite et votre main droite sur le dossier de la chaise pour vous soutenir.

iii. Maintenez la torsion pendant 3 à 5 respirations avant de revenir au centre.

iv. Répétez sur le côté gauche.

Avantages :

> Améliore la flexibilité de la colonne vertébrale.
> Améliore la digestion.
> Libère le stress du dos et des épaules.

4. L & Coup de pied

i. Asseyez-vous sur le bord de la chaise, le dos droit et les pieds au niveau du sol.
ii. Étendez votre jambe droite droit devant vous, en gardant votre pied fléchi.
iii. Soulevez votre jambe droite en créant une forme de « L » avec votre corps.
iv. Maintenez la position en « L » et donnez un coup de pied avec votre jambe sur le côté.
v. Abaissez votre jambe et répétez du côté opposé.

Avantages :

> Renforce les fléchisseurs de la hanche et les quadriceps.
> Augmente la flexibilité des jambes.
> Améliore la coordination et l'équilibre.

5. Coups de poing croisés

    i.   Asseyez-vous sur le bord de la chaise, les pieds au niveau du sol et le dos droit.

    ii.   Étendez votre bras droit sur votre corps vers la gauche, en frappant avec votre poing droit.

    iii.   Revenez à la position de départ et frappez votre bras gauche vers le côté droit.

    iv.   Répétez les coups de poing alternés 10 à 15 fois par côté.

Avantages :

  ➤ Renforce les bras et les épaules.

  ➤ Améliore la forme cardiovasculaire.

  ➤ Améliore la coordination et l'agilité.

6. Uppercuts étoiles

    i.   Asseyez-vous sur le bord de la chaise, le dos droit et les pieds au niveau du sol.

    ii.   Étendez votre bras droit jusqu'au plafond, puis abaissez votre poing dans un mouvement uppercut vers votre hanche gauche.

    iii.   Revenez à la position de départ et répétez avec votre bras gauche, en l'étendant d'abord, puis en frappant vers votre hanche droite.

    iv.   Effectuez 10 à 15 répétitions par côté.

Avantages :

> ➤ Renforce les bras et les épaules.
> ➤ Améliore la coordination du haut du corps.
> ➤ Améliore la forme cardiovasculaire.

7. Papillon

   i. Asseyez-vous sur le bord de la chaise, le dos droit et les pieds au niveau du sol.

   ii. Rapprochez la plante de vos pieds et appuyez doucement vos genoux sur le sol.

   iii. Tenez vos pieds dans vos mains et battez doucement vos genoux de haut en bas comme des ailes de papillon.

   iv. Continuez pendant 30 à 60 secondes.

Avantages :

> ➤ Étirer l'intérieur de vos cuisses.
> ➤ Améliore la flexibilité de la hanche.
> ➤ Libère le stress dans la région de l'aine.

8. Sortez et appuyez

   i.   Asseyez-vous sur le bord de la chaise, le dos droit et les pieds au niveau du sol.

   ii.   Étendez votre pied droit sur le côté et forcez vos bras vers l'avant, comme pour repousser quelque chose.

   iii.   Revenez à la posture de départ, puis répétez avec votre pied et vos bras gauches.

   iv.   Effectuez 10 à 15 répétitions par côté.

Avantages :

- Renforce les jambes et les bras.
- Améliore la coordination et l'équilibre.
- Améliore la forme cardiovasculaire.

CHAPITRE 5 : INCLURE LE YOGA SUR CHAISE DANS LES ACTIVITÉS QUOTIDIENNES

Les personnes âgées de plus de 70 ans qui souhaitent améliorer leur santé et leur bien-être peuvent trouver utile d'intégrer le yoga sur chaise à leur pratique régulière. Cependant, trouver le temps et la motivation pour commencer un nouveau passe-temps peut s'avérer difficile. Voici quelques idées sur la manière dont les personnes âgées peuvent intégrer avec succès le yoga sur chaise à leur routine quotidienne :

1. **Fixez-vous des objectifs réalistes :** Les seniors qui pratiquent le yoga sur chaise devraient commencer par se fixer des objectifs raisonnables. Cela peut être aussi simple que de s'engager quotidiennement à pratiquer pendant dix minutes. Les seniors resteront intéressés et trouveront le yoga sur chaise plus tolérable s'ils ont des objectifs réalistes.

2. **Établissez une routine :** Le respect d'un programme de yoga sur chaise pourrait ainsi être facilité. Les personnes âgées devraient choisir un moment de la journée où elles sont le plus susceptibles de se consacrer systématiquement à leur pratique. Le yoga sur chaise

peut devenir une habitude si vous fixez une certaine heure pour pratiquer, comme avant de vous coucher, pendant une pause dans l'après-midi ou tôt le matin.

3. **Commencez lentement :** Les seniors devraient se lancer dans le yoga sur chaise dans le cadre de leur routine. Pour aider à prévenir la fatigue et les blessures, commencez par des séances courtes et augmentez progressivement la durée et l'intensité de votre pratique.

4. **Sélectionnez un site approprié :** Pour pratiquer le yoga sur chaise, les seniors ont besoin de disposer d'un espace cosy et sécurisé. Cela peut être un coin tranquille dans le salon, un espace extérieur si le temps le permet, ou même une aire d'exercice séparée. Avoir un espace désigné pourrait aider les aînés à adopter le bon état d'esprit pour leur profession.

5. **Utilisez des rappels :** Mettre en place un rappel pourrait aider les aînés à se rappeler de pratiquer le yoga sur chaise. Un membre de la famille ou un soignant peut avoir laissé un message sur le réfrigérateur, déclenché une alarme sur son téléphone ou lui avoir envoyé un rappel. Il pourrait être utile de rappeler aux gens de faire régulièrement du yoga sur chaise.

6. **Amuse-toi :** Les seniors devraient essayer de s'amuser en faisant du yoga sur chaise. Cela peut inclure de pratiquer dans un environnement offrant une vue

magnifique, d'utiliser des huiles essentielles ou d'écouter de la musique apaisante. Les personnes âgées qui pratiquent régulièrement le yoga sur chaise peuvent le trouver plus agréable si cela leur est rendu agréable.

7. **Intégrez-le aux activités quotidiennes :** Les personnes âgées qui pratiquent régulièrement le yoga sur chaise pourraient trouver cela plus pratique. Ils peuvent faire du yoga sur chaise avant de se coucher, pendant une pause au travail ou en regardant la télévision. Ce ne serait peut-être pas aussi ennuyeux si le yoga sur chaise pouvait être inclus dans les routines régulières.

8. **Restez flexible :** Lorsqu'ils pratiquent le yoga sur chaise, les seniors doivent conserver leur souplesse. Certains jours, ils peuvent ne pas pouvoir s'entraîner en raison d'engagements antérieurs ou de maladie. Les personnes âgées doivent se traiter équitablement et éviter de se sentir mal si elles manquent une journée. Le but est de reprendre leur routine le plus rapidement possible.

9. **Rechercher de l'aide :** Pour rester responsables et motivées, les personnes âgées peuvent demander de l'aide à leurs amis, à leur famille ou à leurs soignants. Ils seront beaucoup plus susceptibles de s'en tenir à une routine de yoga sur chaise s'ils ont un partenaire avec qui pratiquer ou quelqu'un avec qui vérifier leurs progrès.

10. **Célébrez le progrès :** Enfin, les personnes âgées
    devraient reconnaître leurs progrès et leurs réussites tout
    au long de leur parcours. Reconnaître et applaudir les
    réussites du yoga sur chaise, comme maîtriser une
    nouvelle pose, devenir plus flexible ou simplement se
    sentir plus à l'aise, peut garder les seniors inspirés et
    engagés dans leur pratique.

Les personnes âgées peuvent intégrer avec succès le yoga sur
chaise dans leur routine quotidienne et bénéficier de tous ses
nombreux bienfaits pour leur bien-être physique, mental et
émotionnel en employant ces stratégies.

Intégrer Des Mouvements Fluides Pour Augmenter L'énergie Et La Circulation

Les mouvements fluides sont une caractéristique cruciale du yoga sur chaise, qui améliore l'énergie et la circulation, en particulier chez les seniors (plus de 70 ans). Ces mouvements, généralement doux et continus, contribuent à améliorer la circulation sanguine, l'amplitude des mouvements et la vitalité.

Le yoga sur chaise est connu pour ses mouvements gracieux et fluides qui permettent au corps de passer facilement d'une posture à l'autre. Il est particulièrement bénéfique pour les personnes âgées qui peuvent être raides ou avoir des mouvements limités, car ce mouvement continu aide à détendre les muscles et les articulations tendus.

Un avantage majeur des mouvements fluides est l'augmentation de la circulation. Les mouvements du corps augmentent le flux sanguin, ce qui améliore l'apport de nourriture et d'oxygène aux muscles et aux organes. Non seulement une meilleure circulation favorise la santé globale, mais elle aide également le corps à se débarrasser des déchets et des toxines, ce qui entraîne une meilleure détoxification et une sensation d'énergie accrue.

De plus, les mouvements fluides améliorent la vitalité en dynamisant le corps et l'esprit. Le caractère répété de ces mouvements favorise la relaxation et diminue le stress en calmant le système nerveux. Les personnes âgées pourraient ainsi ressentir une augmentation d'énergie et de renouveau, ce qui améliorerait leur sentiment général de bien-être.

La capacité des entraînements fluides à améliorer l'amplitude des mouvements et la flexibilité constitue un avantage supplémentaire significatif. En avançant prudemment dans une séquence de postures, les seniors pourront progressivement augmenter leur flexibilité, ce qui simplifiera les tâches quotidiennes et réduira leurs risques de blessures. Une meilleure posture résulte d'une flexibilité accrue et est cruciale pour préserver la stabilité et l'équilibre, en particulier chez les personnes âgées.

Les séances de yoga sur chaise peuvent utiliser des gestes fluides de plusieurs manières. Les séquences exécutées de manière fluide et continue peuvent inclure de légers étirements, torsions et virages. La respiration et les mouvements peuvent être coordonnés, soulignant l'importance d'une respiration consciente pour faciliter le flux naturel d'énergie du corps.

La pratique fréquente du yoga sur chaise avec des mouvements fluides peut entraîner des améliorations notables de l'énergie, de la flexibilité et de la circulation. Ces méthodes offrent aux personnes âgées de plus de 70 ans un moyen sûr et pratique de maintenir leur santé globale et de rester actives. Les personnes âgées qui intègrent des mouvements fluides à leur routine quotidienne peuvent se sentir plus énergiques et aisées, ce qui leur permet de profiter pleinement de la vie.

CHAPITRE 6 : TECHNIQUES DE RESPIRATION ET PLEINE CONSCIENCE

Importance De La Respiration Dans Le Yoga

La respiration est une composante essentielle du yoga, fréquemment appelée la connexion entre le corps et l'esprit. L'importance de la respiration dans le yoga sur chaise, en particulier pour les personnes âgées de plus de 70 ans souhaitant perdre du poids, ne peut être surestimée. Des méthodes de respiration appropriées améliorent non seulement l'efficacité des entraînements, mais ont également un impact majeur sur la santé et le bien-être en général.

1. Améliorer les performances physiques

L'un des principaux avantages d'une respiration régulière dans le yoga est l'amélioration des performances physiques. Dans le yoga sur chaise, où les mouvements sont modérés et régulés, la synchronisation de la respiration avec le mouvement garantit que chaque position est exécutée efficacement et avec un minimum d'effort. Respirer profondément et régulièrement aide à oxygéner les muscles, les rendant plus souples et moins sujets aux dommages. Ceci est particulièrement crucial pour les personnes âgées, dont les muscles et les articulations peuvent déjà être affaiblis par l'âge ou l'inactivité.

Par exemple, respirer profondément lorsque vous levez les bras au-dessus de votre tête et expirer lorsque vous tournez votre corps aide à coordonner les mouvements, les rendant plus fluides et plus fluides. Cette coordination améliore l'équilibre et la stabilité, qui sont essentiels pour minimiser les chutes et préserver la mobilité des personnes âgées.

2. Promouvoir la relaxation et réduire le stress

En yoga, le contrôle de la respiration, également appelé pranayama, est essentiel à la relaxation et à la réduction du stress. La respiration profonde et diaphragmatique active le système nerveux parasympathique, qui contrôle la réponse du corps au repos et à la digestion. Cela sert à contrebalancer les effets du système nerveux sympathique, qui est responsable de la réaction de combat ou de fuite qui accompagne le stress.

L'intégration de techniques de respiration profonde au yoga sur chaise peut réduire considérablement la tension. La gestion du stress est essentielle à la santé générale des personnes âgées, car un stress prolongé peut entraîner diverses difficultés telles que l'hypertension artérielle, une altération de la fonction immunologique et une prise de poids. Les pratiques de yoga sur chaise peuvent inclure des techniques telles que la respiration lente et profonde ou la respiration alternée par les narines pour aider les personnes âgées à se détendre, à réduire l'anxiété et à améliorer la clarté mentale.

3. Aide à la perte de poids

Les méthodes de respiration peuvent également vous aider à perdre du poids, ce qui est un objectif essentiel pour de nombreuses personnes seniors qui pratiquent le yoga sur chaise. Lorsque le corps est stressé, il produit du cortisol, une hormone qui favorise l'accumulation de graisse, notamment autour du ventre. La respiration profonde abaisse les niveaux de cortisol, ce qui réduit le risque de prise de poids.

De plus, l'oxygène joue un rôle important dans le processus métabolique. Une respiration efficace améliore l'apport d'oxygène, ce qui améliore le métabolisme. Cela implique que le corps brûle les calories plus efficacement, même au repos. Pour les personnes âgées, cela peut avoir un impact important sur leurs efforts de perte de poids. L'intégration de techniques de respiration qui augmentent le flux d'oxygène peut ainsi compléter les caractéristiques physiques du yoga sur chaise, entraînant ainsi un contrôle plus efficace du poids.

4. Améliorer la santé cardiovasculaire

De bonnes pratiques respiratoires peuvent grandement bénéficier à la santé cardiovasculaire. Une respiration profonde et régulière améliore la circulation en augmentant les niveaux d'oxygène dans le sang et en favorisant l'élimination du dioxyde de carbone. Cela contribue à améliorer la fonction cardiaque et à réduire la tension artérielle.

Les aînés doivent maintenir une bonne santé cardiovasculaire. De nombreuses personnes âgées souffrent de problèmes tels que l'hypertension ou les maladies cardiaques, qui peuvent être aggravés par de mauvaises pratiques respiratoires. Les pratiques de yoga sur chaise accompagnées d'exercices de respiration peuvent aider à gérer ces maladies en améliorant la santé cardiaque et en diminuant le risque d'événements cardiovasculaires.

5. Améliorer la concentration mentale et la clarté

Le contrôle de la respiration est également important pour améliorer la concentration mentale et la clarté. Se concentrer sur la respiration peut aider les personnes âgées à être présentes et conscientes lorsqu'elles pratiquent le yoga sur chaise. Cette prise de conscience améliore non seulement la qualité de la pratique mais s'étend également à la vie quotidienne, améliorant ainsi la santé mentale générale.

La respiration consciente aide à détendre l'esprit, à minimiser le bavardage mental et à accroître l'attention. Cela peut être particulièrement avantageux pour les personnes âgées qui souffrent de déclin cognitif ou de problèmes de mémoire. Ils peuvent augmenter leur capacité d'attention et leurs fonctions cognitives en se concentrant sur leur respiration, ce qui se traduit par une meilleure santé mentale et une meilleure qualité de vie.

6. Soutenir la santé respiratoire

Le maintien de la santé respiratoire est particulièrement important pour les personnes âgées. La maladie pulmonaire obstructive chronique (MPOC) et l'asthme sont deux affections qui peuvent avoir un impact majeur sur la qualité de vie. Les exercices de respiration dans le yoga sur chaise peuvent aider à renforcer les muscles respiratoires, à augmenter la capacité pulmonaire et à améliorer la santé respiratoire générale.

La respiration abdominale et la respiration à lèvres pincées sont deux techniques qui peuvent aider les personnes âgées à améliorer leur capacité pulmonaire et l'efficacité de leur système respiratoire. Cela améliore non seulement l'oxygénation du corps, mais aide également à gérer les problèmes respiratoires, rendant les tâches quotidiennes plus faciles et plus confortables.

7. Faciliter la guérison émotionnelle

Une respiration profonde et attentive peut aider à la récupération émotionnelle. Les émotions sont fréquemment associées à nos habitudes respiratoires ; par exemple, nous pouvons respirer superficiellement lorsque nous sommes inquiets ou soupirer profondément lorsque nous sommes détendus. Les seniors peuvent améliorer leurs capacités de gestion émotionnelle en gérant leur respiration.

Les exercices de respiration peuvent aider à soulager le stress et à améliorer les sentiments de sérénité et de bien-être. Cet équilibre émotionnel est particulièrement crucial pour les personnes âgées qui souffrent de chagrin, de solitude ou d'autres problèmes émotionnels. Le yoga sur chaise avec respiration concentrée peut créer un environnement sûr pour la libération émotionnelle et la guérison.

8. Établir une connexion corps-esprit

L'utilisation de la respiration dans le yoga favorise une forte connexion corps-esprit. Ce lien est au cœur du yoga, combinant mouvement physique, attention mentale et respiration pour produire une pratique équilibrée. Pour les seniors, cette connexion corps-esprit peut être très bénéfique, leur permettant de se sentir plus en phase avec leur corps et liée à leur sentiment général de bien-être.

Dans le yoga sur chaise, cette connexion peut être favorisée par des techniques de respiration consciente qui mettent l'accent sur la conscience du corps et de la respiration. Cela améliore non seulement les avantages physiques de la pratique, mais approfondit également les expériences mentales et émotionnelles, transformant le yoga en une pratique holistique qui soutient la personne dans son ensemble.

Pour résumer, l'importance de la respiration dans le yoga sur chaise, notamment pour les seniors de plus de 70 ans souhaitant perdre du poids, ne peut être soulignée. Des méthodes de respiration appropriées sont essentielles à la pratique, car elles améliorent les performances physiques et favorisent la relaxation tout en contribuant à la perte de poids et à la santé cardiovasculaire. Ils améliorent la clarté mentale, favorisent la santé respiratoire, aident à la récupération émotionnelle et favorisent une forte connexion corps-esprit. Les personnes âgées peuvent bénéficier de plusieurs avantages en adoptant la respiration consciente dans leurs séances de yoga sur chaise, notamment une amélioration de leur santé générale et de leur bien-être.

Exercices De Respiration De Base Pour Le Yoga Sur Chaise

Les exercices de respiration, ou pranayama, sont un élément fondamental de la pratique du yoga, notamment du yoga sur chaise. Ils aident à réguler la respiration, à augmenter la capacité pulmonaire, à réduire le stress et à améliorer le bien-être général. Voici quelques techniques de respiration simples qui conviennent très bien aux seniors qui pratiquent le yoga sur chaise.

1. Respiration diaphragmatique (respiration abdominale)

La respiration diaphragmatique, parfois appelée respiration abdominale, est une méthode simple mais efficace de respiration profonde et de relaxation.

Pas :

    i. Asseyez-vous confortablement sur une chaise, les pieds à plat sur le sol, les mains sur les genoux.

    ii. Fermez les yeux une seconde et détendez vos épaules et votre mâchoire.

    iii. Placez une main sur votre poitrine et l'autre sur votre ventre.

    iv. Inspirez profondément par le nez, en laissant votre estomac se dilater à mesure que vous remplissez vos poumons d'air. Votre poitrine doit être raisonnablement immobile.

v. Expirez doucement par vos lèvres, permettant à votre abdomen de descendre pendant que vous relâchez votre souffle.

vi. Répétez ce mouvement pendant 5 à 10 minutes, en vous concentrant sur la montée et la descente de votre abdomen.

Avantages :

- ➢ Réduit la tension et l'anxiété.
- ➢ Améliore la fonction pulmonaire et l'oxygénation.
- ➢ Favorise la relaxation et la clarté mentale.

2. Respiration égale (Sama Vritti)

La respiration égale consiste à inspirer et à expirer pendant le même temps. Cette pratique favorise une respiration régulée et régulière.

Pas :

i. Asseyez-vous confortablement, la colonne vertébrale droite et les pieds au niveau du sol.

ii. Fermez les yeux et prenez quelques respirations profondes pour vous détendre.

iii. Inspirez par le nez quatre fois.

iv. Expirez par le nez en comptant jusqu'à quatre.

v. Continuez ce schéma pendant quelques minutes, en augmentant progressivement le décompte à mesure que vous vous sentez à l'aise (par exemple, jusqu'à cinq ou six).

Avantages :

- ➢ Équilibre le système nerveux.
- ➢ Réduit les tensions et favorise la sérénité.
- ➢ Améliore l'attention et la concentration.

3. Respiration à lèvres pincées

La respiration à lèvres pincées améliore la fonction pulmonaire et réduit l'essoufflement.

Pas :

i. Asseyez-vous confortablement, le dos droit, les pieds à plat sur le sol.
ii. Inspirez doucement par le nez en comptant jusqu'à deux.
iii. Pincez les lèvres comme si vous alliez souffler une bougie.
iv. Expirez lentement et doucement par les lèvres pincées en comptant jusqu'à quatre.
v. Répétez pendant quelques minutes, en gardant un rythme confortable et constant.

Avantages :

> ➤ Augmente l'efficacité respiratoire.
> ➤ Aide à contrôler l'essoufflement.
> ➤ Augmente les niveaux d'oxygène dans le sang.

4. Respiration narine alternative (Nadi Shodhana)

La respiration alternée par les narines est une méthode d'équilibrage qui peut aider à détendre l'esprit et à améliorer la santé globale.

Pas :

i. Asseyez-vous confortablement, la colonne vertébrale droite et les pieds au niveau du sol.
ii. Fermez les yeux et prenez plusieurs respirations profondes.
iii. Utilisez votre pouce droit pour boucher votre narine droite.
iv. Inspirez doucement par la narine gauche en comptant jusqu'à quatre.
v. Fermez la narine gauche avec votre annulaire droit, puis ouvrez la narine droite.
vi. Expirez doucement par la narine droite en comptant jusqu'à quatre.
vii. Inspirez quatre fois par la narine droite.
viii. Fermez votre narine droite avec votre pouce droit, puis ouvrez celle de gauche.

ix. Expirez doucement par la narine gauche en comptant jusqu'à quatre.

x. Répétez ce schéma en alternance pendant plusieurs minutes.

Avantages :

> Équilibre les hémisphères du cerveau.
> Réduit la tension et l'anxiété.
> Améliore la clarté mentale et l'attention.

5. Souffle océanique (Ujjayi Pranayama)

La respiration océanique, également connue sous le nom d'Ujjayi pranayama, est la pratique consistant à émettre avec sa respiration un son doux et audible qui ressemble aux vagues de l'océan. Cette approche aide à détendre l'esprit et à concentrer l'attention.

Pas :

i. Asseyez-vous confortablement, la colonne vertébrale droite et les pieds au niveau du sol.

ii. Fermez les yeux et prenez plusieurs respirations profondes.

iii. Inspirez doucement par le nez, en resserrant légèrement le fond de votre gorge pour produire un son doux et chuchotant.

iv. Expirez doucement par les narines tout en gardant la même étanchéité et le même son.

v. Maintenez ce rythme respiratoire pendant quelques minutes, en vous concentrant sur le bruit de votre respiration.

Avantages :

➢ Détend l'esprit et soulage les tensions.

➢ Augmente la concentration et la concentration.

➢ Améliore la fonction respiratoire.

L'intégration de ces techniques de respiration simples dans votre pratique du yoga sur chaise améliorera considérablement ses avantages. Que vous souhaitiez réduire le stress, améliorer la fonction pulmonaire ou simplement améliorer votre bien-être général, ces techniques offrent une bonne base pour une pratique saine et réfléchie. Comme pour tout entraînement, il est essentiel d'écouter votre corps et de travailler à une vitesse qui vous convient. Au fil de la pratique, votre respiration deviendra probablement plus profonde et plus régulée, ce qui se traduira par une expérience de yoga plus équilibrée et plus agréable.

Intégrer La Pleine Conscience Dans Le Yoga Sur Chaise

L'intégration de la pleine conscience dans le yoga sur chaise améliore le bien-être physique, mental et émotionnel des pratiquants, en particulier chez les personnes âgées. La pleine conscience, issue de techniques anciennes telles que la méditation et le yoga, se concentre sur le développement de la conscience et de l'acceptation du moment présent. Lorsqu'il est utilisé pour le yoga sur chaise, il rend la pratique plus complète, favorisant la relaxation, réduisant le stress et améliorant la qualité de vie globale.

La pleine conscience dans le yoga sur chaise implique de prêter attention aux sensations, aux pensées et aux émotions sans jugement lors de l'exécution de poses de yoga et d'exercices de respiration. Cet exercice permet aux aînés d'être pleinement présents dans leur corps, ce qui entraîne une connexion plus forte entre l'esprit et le corps. Les praticiens peuvent accroître leur conscience et leur sentiment de paix intérieure en se concentrant sur les sensations de mouvement et de respiration.

Les avantages de la pleine conscience dans le yoga sur chaise

➤ **Réduction du stress :** Les pratiques de pleine conscience comme la respiration profonde et la conscience du corps peuvent aider les personnes âgées à se détendre. Cela réduit les niveaux de cortisol et crée une sensation de calme, utile pour traiter les symptômes liés au stress tels que l'anxiété et l'insomnie.

➤ **Concentration et concentration améliorées :** Alors que les personnes âgées ont souvent des problèmes cognitifs, les techniques de pleine conscience du yoga sur chaise peuvent améliorer la clarté mentale et la concentration. Les pratiquants qui éduquent leur esprit à être présent pendant les postures de yoga pourraient augmenter leur capacité à se concentrer sur leur travail et leurs activités quotidiennes.

➤ **Bien-être émotionnel :** La pleine conscience favorise l'acceptation de ses pensées et de ses sentiments sans jugement. Cette acceptation favorise la résilience émotionnelle et permet aux aînés de mieux gérer des sentiments difficiles comme la solitude ou la frustration.

➤ **Conscience physique améliorée :** Le yoga sur chaise mélangé à la pleine conscience augmente la conscience des sensations physiques et de l'alignement. Cette sensibilisation accrue réduit les risques de blessures et

permet aux personnes âgées de modifier leurs positions
en fonction de leur confort et de leurs capacités.

Techniques pour intégrer la pleine conscience

> **Conscience de la respiration :** Encouragez les personnes âgées à se concentrer sur la sensation de leur respiration tout en inspirant et en expirant dans les positions de yoga sur chaise. Cette approche simple détend l'esprit et concentre l'attention sur le moment présent.

> **Scan corporel :** Dirigez les praticiens à travers une méditation par scan corporel dans laquelle ils se concentrent méthodiquement sur différentes régions de leur corps. Cette approche améliore la relaxation et accroît la conscience du corps.

> **Mouvement de pleine conscience :** Concentrez-vous sur des mouvements calmes et délibérés pendant les routines de yoga sur chaise. Encouragez les aînés à prêter attention à la façon dont leur corps se sent lors de chaque activité, ce qui établira un lien plus fort entre le corps et l'esprit.

> **Manger en pleine conscience :** Partagez des techniques de pleine conscience qui vont au-delà du tapis de yoga, comme l'alimentation consciente. Cela implique de prêter une attention particulière à l'expérience sensorielle de l'alimentation, qui peut améliorer la digestion et encourager de meilleures habitudes alimentaires.

En intégrant la pleine conscience au yoga sur chaise, la pratique devient un formidable outil permettant aux seniors de créer calme, résilience et bien-être. La pleine conscience améliore les avantages physiques, mentaux et émotionnels du yoga sur chaise en encourageant la conscience et l'acceptation du moment présent, ce qui en fait une pratique importante pour les personnes âgées cherchant à améliorer leur qualité de vie dans son ensemble.

CHAPITRE 7 : PROGRESSIONS DURABLES ET RÉALISATIONS PROLONGÉES

L'importance De Garder Un Œil Sur Les Progrès Et De Célébrer Les Réussites

Un élément essentiel de tout programme de remise en forme, en particulier du yoga sur chaise pour les personnes âgées de plus de 70 ans qui souhaitent perdre du poids, consiste à suivre les progrès et à célébrer les victoires. Ces routines fournissent une rétroaction utile sur l'efficacité de ses efforts et fonctionnent comme de puissantes incitations au maintien et au développement de comportements sains.

Suivi du développement :

Il est nécessaire d'enregistrer plusieurs aspects de la pratique du yoga sur chaise et du parcours de perte de poids pour suivre le succès. Il peut s'agir d'enregistrer la quantité et la durée des séances de yoga sur chaise, de suivre le poids et les mesures corporelles et de surveiller les améliorations de la santé générale, de la flexibilité et de la force. *C'est pourquoi il est si important d'évaluer les progrès :*

1. Le suivi des progrès favorise un sentiment de responsabilité. Les gens sont plus susceptibles de rester

sur la bonne voie avec leurs objectifs et de déployer des efforts supplémentaires pour continuer à s'améliorer lorsqu'ils voient leurs progrès enregistrés.

2. Les personnes qui suivent sont mieux à même d'identifier des modèles de comportement et de croissance. Les gens pourraient constater, par exemple, que faire du yoga sur chaise augmente leur énergie ou qu'adopter des poses particulières les aide à se sentir plus à l'aise.

3. Le suivi des progrès aide à l'établissement d'objectifs réalistes et atteignables. Les personnes qui évaluent régulièrement leurs réalisations peuvent ajuster leurs objectifs en fonction de ce qu'elles ont accompli jusqu'à présent et de ce qu'elles souhaitent encore accomplir.

4. Observer les changements au fil du temps peut être très inspirant. Qu'il s'agisse d'une plus grande flexibilité, d'une perte de poids ou d'une augmentation de la confiance et de la vigueur, le suivi des progrès peut stimuler la motivation et encourager la persévérance.

5. Le suivi des progrès génère une boucle de rétroaction qui permet aux utilisateurs de voir immédiatement les résultats de leurs actions. Ils seront en mesure de prendre de meilleures décisions concernant leur pratique du yoga sur chaise et leurs choix de style de vie grâce à ces commentaires.

Reconnaître le succès :

Reconnaître et apprécier les réalisations, quelle que soit leur ampleur, constitue un élément crucial de la procédure de suivi des progrès. Il renforce les comportements positifs et reconnaît les efforts et l'engagement consacrés au yoga sur chaise et à la perte de poids. *Voici pourquoi il est crucial de reconnaître et de célébrer les réalisations :*

1. Reconnaître les réussites fournit un renforcement positif, essentiel pour maintenir la confiance et la motivation. Il encourage les individus à persévérer en reconnaissant les efforts et les progrès réalisés.

2. Même de petits succès peuvent renforcer l'estime de soi. Ils montrent que le développement est possible et qu'avec de l'engagement et de la persévérance, les gens peuvent atteindre leurs objectifs.

3. Reconnaître les réussites contribue à maintenir la dynamique. Les gens sont plus susceptibles de poursuivre leurs efforts lorsqu'ils sont engagés et enthousiasmés par leurs résultats.

4. Honorer les réalisations favorise l'optimisme. Il incite à l'optimisme et à la persévérance en déplaçant l'attention des prétendus échecs ou revers vers la croissance et la réussite.

5. Partager les réalisations avec les autres peut faire partie
   de la célébration des triomphes. Les gens se soutiennent
   et s'encouragent à continuer, ce qui favorise un
   sentiment de camaraderie.

En résumé, un programme de yoga sur chaise réussi pour les
seniors de plus de 70 ans qui souhaitent perdre du poids doit
suivre leurs progrès et reconnaître leurs réalisations. Ils
aident les clients à respecter leurs objectifs et à adopter une
attitude positive tout au long de leur parcours de santé en leur
offrant des commentaires, une motivation et un soutien
cruciaux.

Suggestions Pour Ajuster Les Exercices À Mesure Que Les Personnes Âgées Progressent Dans Leur Parcours De Remise En Forme

À mesure que les seniors progressent dans leur parcours de remise en forme, les routines doivent être modifiées pour maintenir la motivation, éviter les plateaux et garantir un développement continu de la santé et du bien-être. Lorsqu'elles pratiquent le yoga sur chaise pour perdre du poids, les personnes âgées de plus de 70 ans peuvent bénéficier d'une approche progressive qui met leur corps au défi sans le surcharger ni lui causer de dommages.

1. **Évaluation des progrès :** Vérifiez régulièrement les progrès de la personne âgée, en notant tout changement dans la perte de poids, la santé globale, la flexibilité, la force ou l'équilibre. Des mesures, une auto-évaluation ou les conseils d'un professionnel de santé peuvent contribuer à y parvenir.

2. **Intensité croissante :** Augmentez progressivement l'intensité des mouvements à mesure que les seniors s'habituent à leur routine de yoga sur chaise. Cela peut impliquer de maintenir une posture pendant de longues périodes, de faire plus de répétitions ou d'inclure des variations difficiles de la pose.

3. **Ajout de variantes :** Pour que la pratique reste intéressante et difficile, intégrez de nouvelles postures ou variations. Les personnes âgées peuvent bénéficier d'exercices impliquant des torsions, des flexions latérales et des défis d'équilibre pour améliorer leur force et leur flexibilité.

4. **Ajout d'accessoires :** Pour ajouter de la résistance et approfondir les étirements, utilisez des blocs de yoga, des sangles ou des bandes de résistance. Ils pourraient également aider les personnes âgées à occuper des positions difficiles en raison de problèmes de force ou de flexibilité.

5. **Concentrez-vous sur des objectifs spécifiques :** Adaptez la routine de yoga sur chaise pour atteindre certains objectifs, tels que l'amélioration de la flexibilité dans des domaines clés, le renforcement de groupes musculaires particuliers ou l'amélioration de l'équilibre. Les personnes âgées peuvent avoir plus de facilité à constater des progrès continus dans les domaines qui les intéressent grâce à cette approche personnalisée.

6. **A l'écoute de votre corps :** Les seniors doivent être encouragés à écouter leur corps et à modifier leurs pratiques en fonction de ce qu'ils observent. Si une certaine position les dérange, ils doivent s'y adapter ou s'en éloigner. Il est crucial de souligner que le

développement personnel est essentiel et que se comparer aux autres est contre-productif.

7. **Recherche de conseils professionnels :** Les personnes âgées qui ont des problèmes de santé ou de mobilité spécifiques peuvent trouver utile de parler à un professeur de yoga qualifié ou à un professionnel de la santé. En plus de s'assurer que les seniors pratiquent en toute sécurité, ils pourraient offrir des conseils personnalisés.

8. **Équilibrer repos et activité :** À mesure que les personnes âgées vieillissent, elles pourraient devenir plus motivées et inspirées pour faire des séances de yoga sur chaise plus fréquemment ou pendant des périodes plus longues. S'il est important de se dépasser, il est également important de se donner suffisamment de temps pour se détendre et récupérer afin d'éviter d'en faire trop.

9. **Célébrer les réalisations :** Reconnaître et valoriser les réalisations du parcours de la personne âgée. Reconnaître vos progrès, qu'il s'agisse d'atteindre un objectif de perte de poids, de maîtriser une pose difficile ou simplement de vous sentir plus énergique, peut vous garder inspiré et sur la bonne voie.

10. **Apprentissage tout au long de la vie et adaptation :** Aider les seniors à considérer leur quête de remise en

forme comme un processus éducatif continu. Le corps des gens peut changer à mesure qu'ils vieillissent, et leur programme d'exercice peut donc devoir être modifié en conséquence. Maintenir un mode de vie actif et sain nécessitera de la flexibilité et la capacité de changer avec le temps.

Si les personnes âgées de plus de 70 ans suivent ces directives et modifient leur pratique du yoga sur chaise si nécessaire, elles peuvent améliorer leur santé et leur bien-être en général, progresser dans leur quête de remise en forme et bénéficier des avantages d'une pratique régulière du yoga.

CHAPITRE 8 : CONSEILS NUTRITIFS POUR AMÉLIORER VOTRE TRAVAIL

Pour perdre du poids, il ne suffit pas d'aller à la salle de sport ; cela dépend aussi de ce que vous mangez. Une bonne alimentation est essentielle pour atteindre et maintenir un poids santé. Avec autant d'informations disponibles, il peut être difficile de savoir ce qui est réellement bénéfique. J'ai créé une liste de 35 directives diététiques complètes qui sont à la fois scientifiquement solides et pratiques pour vous aider à perdre du poids.

1. *Mangez une variété de repas pour vous assurer d'obtenir suffisamment de nutriments.*

2. *Consommez suffisamment de fruits et de légumes pour fournir suffisamment de vitamines, de minéraux et de fibres.*

3. *Choisissez des grains entiers plutôt que des grains transformés pour plus de fibres et de minéraux.*

4. *Sélectionnez des protéines maigres comme le poulet, le poisson, les haricots et les lentilles.*

5. *Limitez la quantité de gras saturés et trans dans les aliments transformés et frits.*

6. *Consommez avec modération des graisses saines comme l'huile d'olive, l'avocat et les amandes.*

7. *Buvez beaucoup d'eau tout au long de la journée pour rester hydraté et satisfaire votre appétit.*

8. *Remplacez les boissons sucrées par de l'eau, des tisanes ou de l'eau infusée.*

9. *Faites attention à la taille des portions pour éviter de trop manger.*

10. *Pour garder le contrôle de la taille des portions, mangez consciencieusement et savourez vos repas.*

11. *Planifiez vos repas et collations à l'avance pour éviter les choix malsains.*

12. *Gardez à portée de main des collations saines telles que des fruits, des légumes et des noix en cas de faim.*

13. *Pour réduire les calories, évitez de manger trop tard le soir.*

14. *Cuisinez autant de repas que possible à la maison pour avoir un meilleur contrôle sur le contenu et les quantités.*

15. *Pour réduire la consommation de sodium, assaisonnez les plats avec des herbes et des épices plutôt que du sel.*

16. *Évitez les repas transformés et emballés riches en graisses malsaines, en glucides et en sel.*

17. *Méfiez-vous des sucres cachés dans les sauces, les vinaigrettes et les boissons.*

18. *Incluez des aliments riches en protéines à chaque repas pour vous aider à maintenir votre masse musculaire tout en réduisant votre poids.*

19. *Prenez un petit-déjeuner tous les jours pour augmenter votre métabolisme et éviter de trop manger plus tard dans la journée.*

20. *Limitez votre consommation d'alcool, car cela peut ajouter des calories vides et ruiner les efforts de perte de poids.*

21. *Pour réduire votre consommation de graisses saturées, utilisez des produits laitiers faibles en gras ou sans gras.*

22. *Faites attention aux calories liquides contenues dans les boissons comme le café, les sodas et les jus.*

23. *Lisez les étiquettes des aliments pour évaluer la valeur nutritionnelle des aliments emballés.*

24. *Visez une alimentation bien équilibrée comprenant des glucides, des protéines et des graisses saines.*

25. *Expérimentez avec différentes recettes et ingrédients pour que les repas restent intéressants et agréables.*

26. *Pratiquez une alimentation consciente en remarquant les signaux de faim et de satiété.*

27. *Tenez un journal alimentaire pour suivre vos habitudes alimentaires et identifier les tendances ou les déclencheurs de suralimentation.*

28. *Soyez créatif dans la planification de vos repas pour incorporer une variété de saveurs et de textures.*

29. *Pour rester rassasié plus longtemps, consommez des aliments riches en fibres comme les grains entiers, les fruits et les légumes.*

30. *Utilisez des assiettes et des ustensiles plus petits pour contrôler la taille des portions.*

31. *Au lieu de frire, faites cuire au four, grillez ou laissez mijoter pour réduire l'excès de graisse.*

32. *Évitez de manger de manière émotionnelle et recherchez d'autres moyens de faire face au stress ou à l'ennui.*

33. *Choisissez des collations riches en nutriments comme du yaourt, des noix ou des fruits entiers plutôt que des collations vides de calories.*

34. *Soyez conscient de la taille des portions lorsque vous dînez au restaurant, car les plats du restaurant sont souvent plus gros que nécessaire.*

35. *Consommez davantage de protéines végétales, comme les haricots, les lentilles et le tofu.*

Pour résumer, atteindre et maintenir un poids santé nécessite divers facteurs, la nutrition jouant un rôle important. Ces directives nutritionnelles en matière de réduction de poids jettent les bases de changements alimentaires efficaces à long terme. De plus, je comprends que les besoins alimentaires de chacun varient et que ce qui fonctionne pour une personne peut ne pas fonctionner pour une autre. Trouver un régime alimentaire sain et durable, adapté à vos activités et à votre mode de vie, est crucial. La consultation d'un professionnel de la santé ou d'un diététiste peut fournir des conseils spécialisés et garantir que vos choix alimentaires sont conformes à vos objectifs de perte de poids et à votre état de santé général.

Aliments Qui Favorisent La Perte De Poids

De nombreuses personnes souhaitent atteindre et maintenir un poids santé, et manger les bons repas peut les aider à y parvenir. L'incorporation de repas amaigrissants contribue non seulement à la gestion du poids, mais améliore également la santé et le bien-être en général. Comprendre quels aliments sont utiles pour perdre du poids peut aider les gens à faire des choix alimentaires éclairés qui soutiennent leurs objectifs.

Les aliments utiles pour perdre du poids ont généralement de nombreuses caractéristiques essentielles :

> **Faible en calories :** Ces aliments fournissent une quantité élevée de nutriments par rapport à leur niveau calorique, permettant aux gens de manger de plus grandes quantités sans dépasser leurs limites caloriques.

> **Riche en fibres :** Les repas riches en fibres augmentent la satiété et aident à réguler la faim en retardant la digestion et en favorisant la sensation de satiété. Cela peut vous aider à éviter de trop manger et à contrôler votre poids.

> **Riche en protéines :** Les protéines sont nécessaires au maintien de la masse musculaire, essentielle à un métabolisme sain. Inclure des aliments riches en

protéines dans les repas et les collations peut augmenter la satiété et minimiser les fringales.

> **Faible en sucres ajoutés :** Les aliments faibles en sucre aident à équilibrer les niveaux de sucre dans le sang et à minimiser les pics et les chutes d'énergie, qui peuvent entraîner une suralimentation et une prise de poids.

> **Densité en nutriments :** Ces aliments fournissent une large gamme de vitamines, de minéraux et d'antioxydants qui favorisent la santé générale et aident à perdre du poids. Les aliments riches en nutriments sont souvent légèrement transformés, préservant ainsi leurs nutriments inhérents.

Aliments efficaces pour perdre du poids

> **Légumes :** Les légumes non féculents, notamment les légumes-feuilles, le brocoli, le chou-fleur, les poivrons et les concombres, sont faibles en calories mais riches en fibres. Ils peuvent être consommés en grande quantité et contiennent les vitamines et minéraux nécessaires.

> **Des fruits :** Les fruits entiers comme les fraises, les pommes, les oranges et les poires sont riches en fibres et en antioxydants. Ils satisfont naturellement

les envies sucrées tout en fournissant des nutriments essentiels pour vous aider à perdre du poids.

➢ **Protéines maigres :** Les sources de protéines maigres comprennent la volaille (comme la poitrine de poulet et la dinde), le bœuf ou le porc maigre, le poisson (comme le saumon et la truite), le tofu, le tempeh, les légumineuses (comme les haricots et les lentilles) et les produits laitiers faibles en gras. Les protéines préservent la masse musculaire et améliorent la satiété.

➢ **Grains entiers :** La farine d'avoine, le quinoa, le riz brun et les produits à base de blé entier (pain et pâtes) sont riches en fibres et en glucides complexes. Ils donnent une énergie prolongée et ajoutent à un sentiment de plénitude.

➢ **Noix et graines :** Malgré leur teneur élevée en calories, les noix (amandes, noix et pistaches) et les graines (graines de chia et graines de lin) sont abondantes en graisses saines, en protéines et en fibres. Ils peuvent être consommés avec modération dans le cadre d'une alimentation saine pour favoriser la perte de poids.

➢ **Graisses saines :** Les avocats, l'huile d'olive et les poissons gras (comme le saumon et le maquereau) contiennent des acides gras importants et contribuent à la satiété. Ils doivent être consommés avec modération en raison de leur teneur élevée en calories.

> **Les légumineuses :** Les haricots, les lentilles, les pois chiches et autres légumineuses contiennent des niveaux élevés de protéines et de fibres végétales. Ils sont faibles en gras et en calories, ce qui en fait des options satisfaisantes et nutritives pour les programmes de perte de poids.

> **Yaourt grec :** Le yaourt grec contient plus de protéines et moins de sucre que le yaourt conventionnel. Il peut s'agir d'une alternative satisfaisante à une collation ou à un petit-déjeuner qui aide à perdre du poids.

Pour résumer, choisir des repas riches en nutriments qui induisent la satiété, équilibrent la glycémie et offrent des nutriments essentiels aident à perdre du poids. Les personnes qui incorporent un mélange de fruits, de légumes, de viandes maigres, de grains entiers et de graisses saines dans leurs repas et collations quotidiens peuvent perdre du poids à long terme tout en préservant leur santé et leur bien-être en général. Consulter un expert en soins de santé ou un diététiste professionnel peut donner des conseils spécialisés et une assistance pour élaborer un plan alimentaire sur mesure pour atteindre des objectifs de perte de poids spécifiques.

Sept (7) Plats Simples Et Nutritifs Pour Un Mode De Vie Sain

Recettes, ingrédients et instructions

1. Salade de quinoa aux pois chiches et légumes

Ingrédients :

- ➤ 1 tasse de quinoa rincé et 1 tasse de pois chiches égouttés et rincés.
- ➤ Coupez un concombre et un poivron en dés.
- ➤ Une tasse de tomates cerises, coupées en deux
- ➤ 1/4 tasse d'oignon rouge finement haché.
- ➤ 1/4 tasse de persil frais, haché

Pour l'habillage :

- ➤ Utilisez 1/4 tasse d'huile d'olive et 2 cuillères à café de jus de citron.
- ➤ 1 gousse d'ail, hachée
- ➤ Ajoutez du sel et du poivre au goût.

Instructions :

i. Faites cuire le quinoa selon les instructions sur l'emballage. Laissez-le refroidir.

ii. Dans un grand bol, mélanger le quinoa cuit, les pois chiches, le concombre, le poivron, les tomates cerises, l'oignon rouge et le persil.

iii. Dans un petit bol, mélanger l'huile d'olive, le jus de citron, l'ail émincé, le sel et le poivre.

iv. Versez la vinaigrette sur la salade et mélangez délicatement.

v. Servir frais ou à température ambiante. Apprécier!

2. Saumon au four et asperges

Ingrédients :

- 4 filets de saumon et 1 botte d'asperges parées.
- 2 cuillères à soupe d'huile d'olive et 2 gousses d'ail émincées.
- Tranchez finement un citron. Assaisonnez avec du sel et du poivre selon votre goût.
- Facultatif : garnir d'aneth frais.

Instructions :

i. Préchauffer le four à 400°F (200°C).

ii. Disposez les filets de saumon sur un plat allant au four recouvert de papier sulfurisé. Disposez les asperges autour du poisson.

iii. Verser un filet d'huile d'olive sur le poisson et les asperges. Répartir uniformément l'ail émincé sur les filets de saumon. Assaisonnez avec du sel et du poivre.

iv. Disposez des tranches de citron sur chaque filet de saumon.

v. Cuire au four pendant 12 à 15 minutes ou jusqu'à ce que le saumon soit bien cuit et facilement émietté à la fourchette.

vi. Garnir d'aneth frais si vous préférez. Servir chaud.

3. Greek Yogurt Parfait

Ingrédients :

- 1 tasse de yaourt grec, nature ou aromatisé
- 1/2 tasse de granola
- demi-tasse de baies mélangées (fraises, bleuets, framboises)
- Une cuillerée de miel (facultatif).

Instructions :

i. Dans un verre ou un plat de service, mélanger le yaourt grec, le granola et le mélange de baies.

ii. Continuez à superposer jusqu'à ce que tous les ingrédients soient utilisés, en terminant par une couche de baies mélangées sur le dessus.

iii. Facultatif : verser un filet de miel sur le dessus.

iv. Servez immédiatement et savourez ce parfait sain et délicieux.

4. Tofu sauté aux légumes

Ingrédients :

- ➢ 1 bloc de tofu ferme, égoutté et coupé en dés 1 tasse de fleurons de brocoli 1 poivron tranché 1 carotte coupée en julienne 2 cuillères à café de sauce soja
- ➢ 1 cuillère à soupe d'huile de sésame et 1 gousse d'ail émincée.
- ➢ Une cuillère à café de gingembre râpé.
- ➢ Ajoutez du sel et du poivre au goût.

Instructions :

i. Faites chauffer l'huile de sésame dans une grande poêle ou un wok à feu moyen.

ii. Faire revenir l'ail émincé et le gingembre râpé jusqu'à ce qu'ils soient aromatiques.

iii. Placez les cubes de tofu dans la poêle et faites chauffer jusqu'à ce qu'ils soient légèrement dorés de tous les côtés.

iv. Placez les fleurons de brocoli, les tranches de poivron et la carotte en julienne dans la poêle. Faire sauter pendant 3 à 4 minutes, jusqu'à ce que les légumes soient tendres et croustillants.

v. Incorporer la sauce soja, le sel et le poivre. Cuire encore 1 à 2 minutes.

vi.   Retirer du feu et servir immédiatement. Savourez ce sauté savoureux et riche en protéines !

5. Salade de poulet grillé à l'avocat

Ingrédients :

- Deux poitrines de poulet désossées et sans peau.
- Un avocat, coupé en dés
- Mélange de salades vertes (laitue, épinards et roquette)
- Tomates cerises coupées en deux
- Concombre tranché
- Oignon rouge finement haché et huile d'olive.
- Vinaigre balsamique Ajoutez du sel et du poivre au goût.

Instructions :

i.   Assaisonner les poitrines de poulet avec du sel et du poivre. Griller ou saisir à la poêle jusqu'à ce qu'il soit complètement cuit, environ 6 à 7 minutes de chaque côté. Laisser refroidir légèrement avant de couper en lanières.

ii.   Dans un grand bol, mélanger le mélange de salade verte, les tomates cerises, le concombre, l'oignon rouge et l'avocat en cubes.

iii. Terminez avec un filet d'huile d'olive et de vinaigre balsamique. Mélanger doucement jusqu'à ce que le tout soit bien mélangé.

iv. Disposez les morceaux de poulet grillés sur la salade.

v. Sers immédiatement. Savourez cette délicieuse salade de poulet grillé riche en protéines !

6. Nouilles de courgettes au pesto et tomates cerises

Ingrédients :

- 2-3 courgettes moyennes 1 tasse de tomates cerises, coupées en deux 1/4 tasse de sauce pesto (préparée ou achetée en magasin)
- Parmesan râpé (facultatif pour la garniture).
- Feuilles de basilic frais hachées (pour garnir)
- Huile d'olive
- Ajoutez du sel et du poivre au goût.

Instructions :

i. Utilisez un spiraliseur ou un éplucheur de légumes pour faire des nouilles de courgettes.

ii. Faites chauffer l'huile d'olive dans une grande poêle à feu moyen. Mélangez les nouilles de courgettes avec les tomates cerises. Faire sauter pendant 3-4 minutes, jusqu'à ce que les nouilles de courgettes soient tendres.

iii.   Ajouter la sauce pesto et laisser mijoter encore 1 à 2 minutes ou jusqu'à ce qu'elle soit bien cuite.

iv.   Ajoutez du sel et du poivre au goût.

v.   Retirer du feu et répartir dans les plats de service.

vi.   Terminez avec du parmesan râpé (le cas échéant) et des feuilles de basilic frais hachées.

vii.   Sers immédiatement. Savourez ce repas de nouilles à la courgette léger et savoureux !

7. Bol de smoothie aux baies

Ingrédients :

- ➢ 1 tasse de petits fruits mélangés (fraises, bleuets, framboises) et 1 banane mûre tranchée.
- ➢ 1/2 tasse de yaourt grec, nature ou aromatisé
- ➢ 1/4 tasse de lait d'amande (ou autre lait de votre choix)
- ➢ Une cuillerée de graines de chia
- ➢ Une cuillère à soupe de miel ou de sirop d'érable (facultatif pour le goût sucré)
- ➢ Granola ou noix comme garniture.
- ➢ Feuilles de menthe fraîche pour la décoration.

Instructions :

i. Dans un mélangeur, mélanger les baies mélangées, les tranches de banane, le yaourt grec, le lait d'amande, les graines de chia et le miel ou le sirop d'érable (facultatif). Mélanger jusqu'à consistance lisse.

ii. Ajoutez le smoothie aux baies dans un bol.

iii. Saupoudrer de granola ou de noix pour plus de croquant.

iv. Garnir de feuilles de menthe fraîche.

v. Servez immédiatement et savourez ce bol de smoothie aux baies riche en nutriments !

Ces repas sont non seulement simples à préparer mais également riches en nutriments qui favorisent un mode de vie sain. Pour une expérience plus personnalisée, ajustez les ingrédients à vos préférences gustatives et à vos besoins alimentaires.

CHAPITRE 9 : RÉUSSITES ET TÉMOIGNAGES

Le yoga sur chaise est devenu une pratique transformatrice pour de nombreuses personnes âgées, offrant une technique douce mais efficace pour améliorer la santé physique, la clarté mentale et le bien-être général. Des personnes âgées d'horizons divers ont bénéficié d'énormes avantages grâce à des mouvements simples et à une respiration consciente qui ont amélioré leur qualité de vie.

Le parcours d'Alice pour renouveler la mobilité

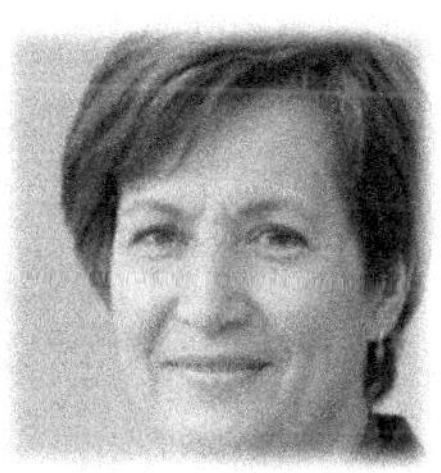

À l'âge de 75 ans, les genoux et les hanches d'Alice sont progressivement devenus restreints en raison de l'arthrite. Des tâches simples comme aller à la boîte aux lettres ou jardiner sont devenues désagréables et difficiles. Alice, frustrée par sa mobilité limitée, avait peur de tenter le yoga de peur d'exacerber ses douleurs articulaires. Un ami l'a encouragée à assister à son premier cours de yoga sur chaise, ce qu'elle a fait avec hésitation.

Initialement méfiante, Alice fut surprise par la délicatesse et la souplesse des mouvements. L'instructeur a dirigé le cours à travers une série d'étirements assis et de postures modifiées, en mettant l'accent sur le bon alignement et la conscience de la respiration. La flexibilité et la mobilité articulaire d'Alice se sont considérablement améliorées après seulement quelques semaines d'exercice quotidien. Les étirements légers ont aidé à soulager les raideurs et l'environnement convivial du cours a accru sa confiance.

"Le yoga sur chaise a changé la donne pour moi", sourit Alice. "Je me sens plus souple que depuis des années. Même mon médecin a noté un changement dans mon amplitude de mouvement lors de mon récent contrôle !"

Le voyage de Robert vers la paix intérieure

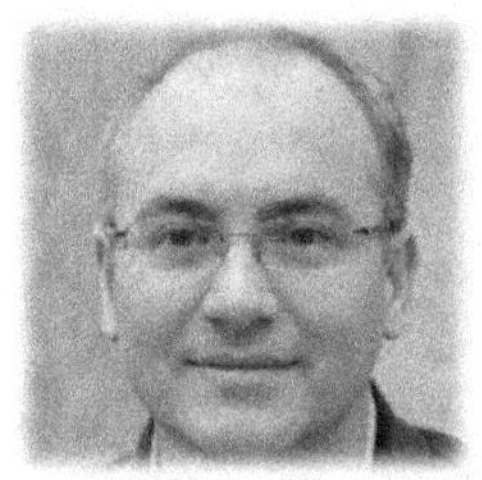

Pour Robert, un vétéran souffrant du trouble de stress post-traumatique (SSPT), trouver la tranquillité semblait être un rêve impossible. L'anxiété et l'hypervigilance continuelles ont nui à sa santé mentale, affectant son sommeil et sa qualité de vie en général. Après avoir lu les effets relaxants du yoga sur chaise, Robert a décidé de l'essayer comme moyen global de gérer ses problèmes.

Les premières séances ont été difficiles car Robert s'est battu pour calmer son esprit et détendre son corps. Avec de la patience et les instructions douces de son instructeur, il a finalement appris à se connecter avec sa respiration et à relâcher les tensions grâce aux mouvements doux du yoga sur chaise. Au fil du temps, Robert a observé une diminution considérable de son anxiété et une augmentation de sa capacité à gérer les déclencheurs de stress.

"Le yoga sur chaise m'a donné un sentiment de contrôle sur mon corps et mon esprit", m'a dit Robert. "C'est plus que de simples postures physiques ; il s'agit d'atteindre le calme intérieur. "Je me sens plus ancré et centré aujourd'hui.

Le parcours d'Evelyn vers la connexion sociale

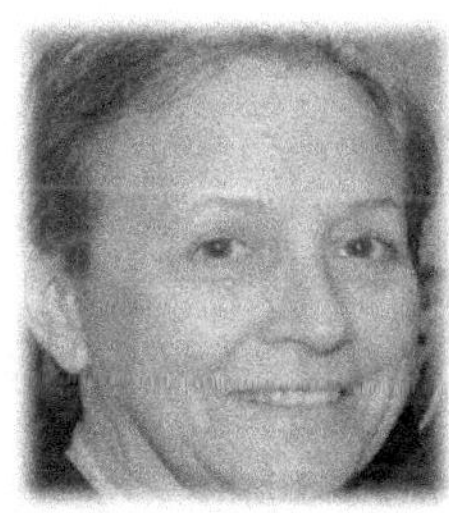

La solitude est un problème répandu chez les personnes âgées, notamment suite au décès d'un proche ou à la retraite. Evelyn, âgée de quatre-vingt-deux ans, s'est sentie seule lorsque son mari est décédé. Leur amitié lui manquait et elle avait du mal à rester occupée et impliquée. Evelyn a décidé de redécouvrir sa passion pour la vie en s'inscrivant à des cours de yoga sur chaise dans un centre pour personnes âgées à proximité.

Au-delà des bienfaits physiques, Evelyn a découvert un sentiment d'appartenance et de camaraderie parmi ses élèves. L'expérience commune de pratiquer le yoga ensemble a favorisé la camaraderie et le soutien. L'humour et le soutien qu'elle a reçus tout au long des séances lui ont remonté le moral et lui ont donné envie d'attendre chaque leçon avec impatience.

"Le yoga sur chaise m'a non seulement aidée à rester active, mais il m'a également fait rencontrer de nouvelles personnes", a déclaré Evelyn en la remerciant. "Nous célébrons les réalisations de chacun et échangeons des expériences de notre vie. "C'est comme avoir une deuxième famille."

Le parcours de Maria vers le soulagement de la douleur

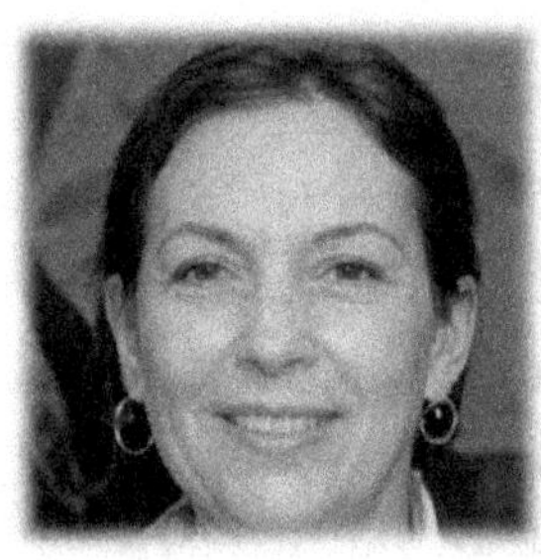

Maria, âgée de soixante-dix-neuf ans, souffrait de graves maux de dos causés par une discopathie dégénérative. Les tâches quotidiennes comme se pencher pour attacher ses chaussures et trimballer ses courses étaient désagréables. Maria était frustrée par les contraintes imposées par sa santé, alors elle s'est tournée vers les thérapies alternatives et a découvert le yoga sur chaise dans un centre de bien-être voisin.

Maria a appris des positions de yoga modifiées ciblant les muscles de son dos et étirant doucement sa colonne vertébrale par un instructeur qualifié. Initialement hésitante, elle a été étonnée de voir à quel point les mouvements modérés ont soulagé son inconfort au fil du temps. Une pratique régulière a non seulement soulagé son inconfort, mais a également amélioré sa posture et ses muscles centraux.

"Le yoga sur chaise m'a sauvé la vie", a déclaré Maria avec soulagement. "Je n'ai plus besoin d'autant de médicaments contre la douleur et je peux profiter des tâches de base sans me sentir mal à l'aise. Cela m'a redonné mon indépendance."

Le parcours de James vers un meilleur équilibre

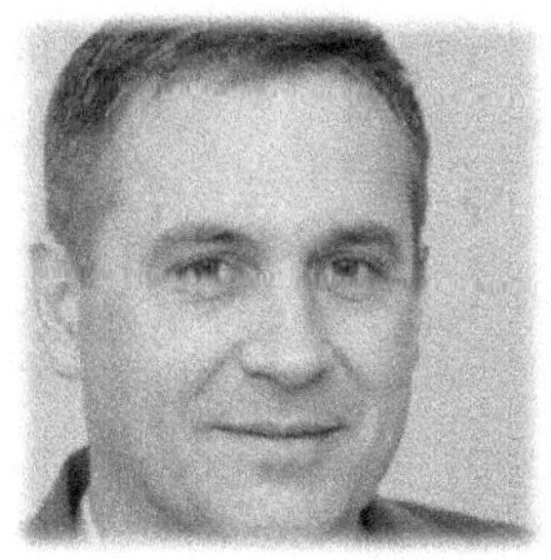

James, âgé de 64 ans, s'inquiétait de son équilibre suite à quelques quasi-chutes à la maison. Craignant de perdre sa mobilité et sa liberté, il a cherché des stratégies pour renforcer sa stabilité tout en évitant les dégâts. Après avoir visité une foire de santé de quartier, James a découvert le yoga sur chaise et ses bienfaits pour les personnes âgées, notamment en termes d'équilibre et de coordination.

James a inclus le yoga sur chaise dans son programme hebdomadaire, en se concentrant sur des positions qui testaient son équilibre tout en lui apportant un soutien. Au fil du temps, il a noté une augmentation substantielle de sa capacité à maintenir l'équilibre et la stabilité lors de mouvements ordinaires. L'exercice a également accru sa confiance en lui, lui permettant de naviguer dans son environnement avec facilité et avec moins de peur.

"Le yoga sur chaise m'a donné les outils nécessaires pour rester stable sur mes pieds", a déclaré James en souriant. "Je me sens plus en confiance en me promenant dans mon quartier et en accomplissant les tâches ménagères de routine. Cela a changé la donne pour moi."

Le voyage de Sophie vers la clarté mentale

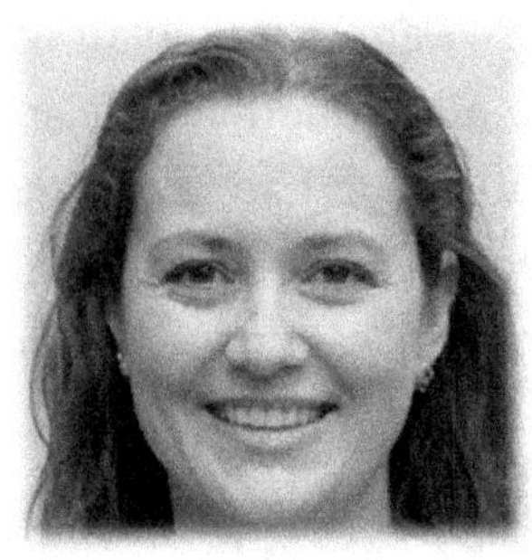

Sophie, une enseignante à la retraite de 56 ans, souffrait de déclin cognitif et de problèmes de mémoire. Soucieuse de son acuité mentale, elle cherchait des stratégies pour stimuler son cerveau et augmenter ses fonctions cognitives. Sophie, intriguée par le lien corps-esprit du yoga, s'est inscrite à une séance de yoga sur chaise dans son centre pour seniors local.

La clarté mentale et l'attention de Sophie se sont améliorées lorsqu'elle a combiné des mouvements physiques modestes avec des techniques de respiration conscientes. L'activité l'a aidée à minimiser son stress et à augmenter sa concentration. Sophie a trouvé refuge dans l'ambiance relaxante des cours de yoga, ce qui lui a offert une pause bienvenue dans les épreuves du vieillissement.

"Le yoga sur chaise a été un sanctuaire pour mon esprit", a exprimé Sophie en remerciant. "Je me sens plus éveillée et présente après chaque séance. C'est comme si je faisais un bon exercice à ma tête tout en prenant soin de mon corps."

Alice, Robert, Evelyn, Maria, James et Sophie des histoires démontrent les nombreuses façons dont le yoga sur chaise a amélioré la vie des personnes âgées. Qu'il s'agisse d'augmenter sa mobilité, de trouver la paix intérieure ou de créer des relations sociales, le yoga sur chaise propose une approche globale du bien-être qui va au-delà de l'exercice physique. Les personnes âgées peuvent bénéficier d'améliorations remarquables qui améliorent leur qualité de vie globale en s'adonnant à des activités douces, à une respiration consciente et à un soutien social.

Alors que de plus en plus de personnes âgées découvrent les avantages du yoga sur chaise, celui-ci reste une lumière d'espoir et de guérison, leur permettant de vieillir gracieusement avec force, résilience et joie.

CONCLUSION

En conclusion ***Bible de yoga sur chaise pour les seniors de plus de 70 ans,*** il est essentiel de considérer l'aventure que nous avons vécue ensemble. Tout au long de ce livre, nous avons examiné le potentiel transformationnel du yoga sur chaise, particulièrement conçu pour répondre aux besoins des seniors cherchant à améliorer leur santé et à perdre du poids via des pratiques simples et efficaces.

Le yoga sur chaise est une porte d'entrée vers la forme physique et le bien-être général spécialement développé pour les personnes âgées. Nous avons couvert les principes fondamentaux du yoga sur chaise, de son histoire et de ses concepts aux questions pratiques telles que la sélection du bon équipement et la fourniture d'un environnement de pratique sûr. Chaque chapitre est conçu pour responsabiliser les aînés, y compris des instructions étape par étape pour les postures de base et intermédiaires, les techniques de respiration et les activités de pleine conscience.

L'une des découvertes les plus importantes de ce voyage est la capacité d'adaptation du yoga sur chaise pour répondre aux problèmes de santé courants chez les personnes âgées. Le yoga sur chaise propose des remèdes modestes mais efficaces contre l'inconfort articulaire, l'augmentation de la circulation et l'amélioration de l'équilibre et de la mobilité. Les personnes âgées qui incluent le yoga sur chaise dans leur routine régulière rapportent non seulement des avantages physiques, mais également une clarté mentale et une résilience émotionnelle accrues.

La combinaison du yoga sur chaise et des idées diététiques a été au cœur de nos recherches. Nous avons souligné la nécessité d'habitudes alimentaires équilibrées qui favorisent la perte de poids et la santé générale. Des options alimentaires saines aux conseils pratiques pour la planification des repas, ce livre promeut une approche holistique de la santé qui allie activité consciente et alimentation consciente.

Tout au long de ces pages, nous avons partagé des histoires de réussite et des témoignages inspirants de personnes âgées qui ont essayé le yoga sur chaise et en ont apprécié les bienfaits. Leurs expériences démontrent le pouvoir transformateur d'une pratique régulière du yoga sur chaise, démontrant comment le dévouement et la détermination peuvent entraîner des gains considérables en matière de qualité de vie.

En terminant, je vous encourage, quel que soit votre niveau de forme physique actuel ou votre expérience du yoga, à adopter les idées et les pratiques contenues dans ce livre. Le yoga sur chaise est plus qu'une simple sorte d'exercice physique ; c'est aussi un voyage de découverte personnelle et d'autonomisation. Que vous souhaitiez perdre du poids, améliorer votre flexibilité ou simplement profiter d'un peu de calme et de détente au quotidien, le yoga sur chaise peut vous aider à y parvenir.

N'oubliez pas que le chemin vers une meilleure santé et un meilleur bien-être est continu. Tandis que vous poursuivez votre pratique au-delà de ces pages, soyez intéressé, dévoué et, surtout, écoutez votre corps. Célébrez chaque petite réalisation et croyez au processus. Avec le yoga sur chaise comme ami, que chaque respiration et chaque mouvement vous apportent une vigueur, une force et une joie nouvelles.

Merci de m'avoir accompagné dans mon voyage à travers la bible du yoga sur chaise pour les seniors de plus de 70 ans. Que votre chemin à parcourir soit béni par la santé, le plaisir et les avantages à long terme du yoga sur chaise.

SECTION BONUS

SUIVI DE YOGA SUR CHAISE 30 JOURS

En suivant vos progrès au fil du temps, un tracker de yoga sur chaise peut vous aider à rester motivé et dans les délais dans votre pratique.

Vous pouvez évaluer vos progrès et reconnaître vos réalisations en suivant vos progrès. Cela peut soutenir votre motivation à pratiquer même face à des difficultés. Vous pouvez utiliser un tracker pour identifier vos points faibles afin de pouvoir vous concentrer sur eux pendant la pratique.

L'utilisation d'un tracker de yoga sur chaise est une excellente méthode pour maximiser votre pratique et atteindre vos objectifs de remise en forme.

Vous pouvez sélectionner une ou plusieurs invites quotidiennes à surveiller en fonction de vos objectifs et préférences. Par exemple, vous voudrez peut-être vous concentrer sur l'apprentissage de nouvelles poses si le yoga sur chaise est nouveau pour vous. Au fur et à mesure que vous gagnez en expérience, vous voudrez peut-être vous dépasser en essayant de nouvelles routines ou en gardant des poses plus longues.

Les conseils suivants vous aideront à utiliser le tracker :

- ➢ Décidez combien de jours par semaine vous souhaitez consacrer au yoga sur chaise et fixez-vous un objectif raisonnable.
- ➢ Décidez du moment de la journée où vous pratiquerez le plus.
- ➢ Localisez un endroit paisible et sans interruption.
- ➢ Faites attention à votre corps et évitez de vous surmener.
- ➢ Amusez-vous et faites preuve de patience.

Reconnaître chaque invite :

- ➢ **Pose du jour :** Chaque jour, choisissez une seule pose sur laquelle vous concentrer. Il peut s'agir d'une pose dans laquelle vous souhaitez affiner votre forme ou d'une nouvelle pose que vous apprenez.
- ➢ **Exercice du jour :** Chaque jour, essayez un nouvel exercice de yoga sur chaise. Utilisez les activités de ce livre.
- ➢ **Défi du jour :** Poussez-vous d'une manière ou d'une autre, par exemple en restant dans une pose plus longtemps ou en répétant davantage un exercice.
- ➢ **Le sentiment du jour :** Prenez note de vos sentiments avant, pendant et après votre pratique. Quels sentiments font surface ? Quelles sensations corporelles ressentez-vous ?

Les invites peuvent également être utilisées pour créer des défis originaux pour vous-même. Le plus important est de s'amuser et d'être inventif dans la pratique. Profitez au maximum du yoga sur chaise car c'est un moyen fantastique d'améliorer votre bien-être mental et physique.

Personal 30-Day Chair Yoga Tracker

1. Today's Pose	2. Today's Exercise	3. Today's Challenge	4. Today's Feeling
5. Today's Pose	6. Today's Exercise	7. Today's Challenge	8. Today's Feeling
9. Today's Pose	10. Today's Exercise	11. Today's Challenge	12. Today's Feeling
13. Today's Pose	14. Today's Exercise	15. Today's Challenge	16. Today's Feeling
17. Today's Pose	18. Today's Exercise	19. Today's Challenge	20. Today's Feeling
21. Today's Pose	22. Today's Exercise	23. Today's Challenge	24. Today's Feeling
25. Today's Pose	26. Today's Exercise	27. Today's Challenge	28. Today's Feeling
29. Today's Pose	30. Today's Exercise	**WORDS OF AFFIRMATIONS TO MY NEW SELF**	

Start date: _______________ **End date:** _______________

1. Today's Pose	2. Today's Exercise	3. Today's Challenge	4. Today's Feeling
5. Today's Pose	6. Today's Exercise	7. Today's Challenge	8. Today's Feeling
9. Today's Pose	10. Today's Exercise	11. Today's Challenge	12. Today's Feeling
13. Today's Pose	14. Today's Exercise	15. Today's Challenge	16. Today's Feeling
17. Today's Pose	18. Today's Exercise	19. Today's Challenge	20. Today's Feeling
21. Today's Pose	22. Today's Exercise	23. Today's Challenge	24. Today's Feeling
25. Today's Pose	26. Today's Exercise	27. Today's Challenge	28. Today's Feeling
29. Today's Pose	30. Today's Exercise	WORDS OF AFFIRMATIONS TO MY NEW SELF	

▶ **Start date:**__________________ ▶ **End date:**__________________

1. Today's Pose	2. Today's Exercise	3. Today's Challenge	4. Today's Feeling
5. Today's Pose	6. Today's Exercise	7. Today's Challenge	8. Today's Feeling
9. Today's Pose	10. Today's Exercise	11. Today's Challenge	12. Today's Feeling
13. Today's Pose	14. Today's Exercise	15. Today's Challenge	16. Today's Feeling
17. Today's Pose	18. Today's Exercise	19. Today's Challenge	20. Today's Feeling
21. Today's Pose	22. Today's Exercise	23. Today's Challenge	24. Today's Feeling
25. Today's Pose	26. Today's Exercise	27. Today's Challenge	28. Today's Feeling
29. Today's Pose	30. Today's Exercise	**WORDS OF AFFIRMATIONS TO MY NEW SELF**	

179

▶ Start date:_______________   **▶ End date:**_______________

1. Today's Pose	2. Today's Exercise	3. Today's Challenge	4. Today's Feeling
5. Today's Pose	6. Today's Exercise	7. Today's Challenge	8. Today's Feeling
9. Today's Pose	10. Today's Exercise	11. Today's Challenge	12. Today's Feeling
13. Today's Pose	14. Today's Exercise	15. Today's Challenge	16. Today's Feeling
17. Today's Pose	18. Today's Exercise	19. Today's Challenge	20. Today's Feeling
21. Today's Pose	22. Today's Exercise	23. Today's Challenge	24. Today's Feeling
25. Today's Pose	26. Today's Exercise	27. Today's Challenge	28. Today's Feeling
29. Today's Pose	30. Today's Exercise	**WORDS OF AFFIRMATIONS TO MY NEW SELF**	

▶ **Start date:**___________________ ▶ **End date:**___________________

1. Today's Pose	2. Today's Exercise	3. Today's Challenge	4. Today's Feeling
5. Today's Pose	6. Today's Exercise	7. Today's Challenge	8. Today's Feeling
9. Today's Pose	10. Today's Exercise	11. Today's Challenge	12. Today's Feeling
13. Today's Pose	14. Today's Exercise	15. Today's Challenge	16. Today's Feeling
17. Today's Pose	18. Today's Exercise	19. Today's Challenge	20. Today's Feeling
21. Today's Pose	22. Today's Exercise	23. Today's Challenge	24. Today's Feeling
25. Today's Pose	26. Today's Exercise	27. Today's Challenge	28. Today's Feeling
29. Today's Pose	30. Today's Exercise	**WORDS OF AFFIRMATIONS TO MY NEW SELF**	

▶ Start date:_______________   **▶ End date:**_____________

1. Today's Pose	2. Today's Exercise	3. Today's Challenge	4. Today's Feeling
5. Today's Pose	6. Today's Exercise	7. Today's Challenge	8. Today's Feeling
9. Today's Pose	10. Today's Exercise	11. Today's Challenge	12. Today's Feeling
13. Today's Pose	14. Today's Exercise	15. Today's Challenge	16. Today's Feeling
17. Today's Pose	18. Today's Exercise	19. Today's Challenge	20. Today's Feeling
21. Today's Pose	22. Today's Exercise	23. Today's Challenge	24. Today's Feeling
25. Today's Pose	26. Today's Exercise	27. Today's Challenge	28. Today's Feeling
29. Today's Pose	30. Today's Exercise	WORDS OF AFFIRMATIONS TO MY NEW SELF	

▶ **Start date:**________________   ▶ **End date:**________________

1. Today's Pose	2. Today's Exercise	3. Today's Challenge	4. Today's Feeling
5. Today's Pose	6. Today's Exercise	7. Today's Challenge	8. Today's Feeling
9. Today's Pose	10. Today's Exercise	11. Today's Challenge	12. Today's Feeling
13. Today's Pose	14. Today's Exercise	15. Today's Challenge	16. Today's Feeling
17. Today's Pose	18. Today's Exercise	19. Today's Challenge	20. Today's Feeling
21. Today's Pose	22. Today's Exercise	23. Today's Challenge	24. Today's Feeling
25. Today's Pose	26. Today's Exercise	27. Today's Challenge	28. Today's Feeling
29. Today's Pose	30. Today's Exercise	**WORDS OF AFFIRMATIONS TO MY NEW SELF**	

▶ **Start date:**______________   ▶ **End date:**______________

1. Today's Pose	2. Today's Exercise	3. Today's Challenge	4. Today's Feeling
5. Today's Pose	6. Today's Exercise	7. Today's Challenge	8. Today's Feeling
9. Today's Pose	10. Today's Exercise	11. Today's Challenge	12. Today's Feeling
13. Today's Pose	14. Today's Exercise	15. Today's Challenge	16. Today's Feeling
17. Today's Pose	18. Today's Exercise	19. Today's Challenge	20. Today's Feeling
21. Today's Pose	22. Today's Exercise	23. Today's Challenge	24. Today's Feeling
25. Today's Pose	26. Today's Exercise	27. Today's Challenge	28. Today's Feeling
29. Today's Pose	30. Today's Exercise	**WORDS OF AFFIRMATIONS TO MY NEW SELF**	

Personal 30-Day Chair Yoga Tracker

1. Today's Pose	2. Today's Exercise	3. Today's Challenge	4. Today's Feeling
5. Today's Pose	6. Today's Exercise	7. Today's Challenge	8. Today's Feeling
9. Today's Pose	10. Today's Exercise	11. Today's Challenge	12. Today's Feeling
13. Today's Pose	14. Today's Exercise	15. Today's Challenge	16. Today's Feeling
17. Today's Pose	18. Today's Exercise	19. Today's Challenge	20. Today's Feeling
21. Today's Pose	22. Today's Exercise	23. Today's Challenge	24. Today's Feeling
25. Today's Pose	26. Today's Exercise	27. Today's Challenge	28. Today's Feeling
29. Today's Pose	30. Today's Exercise	**WORDS OF AFFIRMATIONS TO MY NEW SELF**	

▶ **Start date:**_______________ ▶ **End date:**_______________

1. Today's Pose	2. Today's Exercise	3. Today's Challenge	4. Today's Feeling
5. Today's Pose	6. Today's Exercise	7. Today's Challenge	8. Today's Feeling
9. Today's Pose	10. Today's Exercise	11. Today's Challenge	12. Today's Feeling
13. Today's Pose	14. Today's Exercise	15. Today's Challenge	16. Today's Feeling
17. Today's Pose	18. Today's Exercise	19. Today's Challenge	20. Today's Feeling
21. Today's Pose	22. Today's Exercise	23. Today's Challenge	24. Today's Feeling
25. Today's Pose	26. Today's Exercise	27. Today's Challenge	28. Today's Feeling
29. Today's Pose	30. Today's Exercise	**WORDS OF AFFIRMATIONS TO MY NEW SELF**	

www.ingramcontent.com/pod-product-compliance
Lightning Source LLC
Chambersburg PA
CBHW051604250726

48653CB00004BA/1329